Katja Akerberg **Die Haut**

Katja Akerberg

Die Haut
Spiegel des Stoffwechsels
Hautpflege von innen

Herbig
Gesundheitsratgeber

Alle Hinweise und Ratschläge im Zusammenhang mit Ernährungsempfehlungen und Veränderungen des Stoffwechsels, wie sie in diesem Buch beschrieben werden, dürfen nicht als medizinische Empfehlung oder Diät mißverstanden werden. Ernährungsfachleute und Mediziner vertreten auf dem Gebiet von Gesundheit und Ernährung verschiedene Ansichten. Es liegt nicht in der Absicht der Verfasserin oder des Herausgebers, medizinische Diagnosen zu stellen oder zu ersetzen. Die im Buch enthaltenen Informationen sollen vielmehr dazu beitragen, neue Sichtweisen für Zusammenhänge zu erschließen, die Ihnen im Gespräch mit Ihrem behandelnden Therapeuten Ansatzpunkte für individuelle Konzepte der Behandlung liefern können. Wenn Sie diese Informationen oder Teile davon ohne Einbeziehung Ihres Arztes anwenden, so kann das einer Selbstbehandlung gleichkommen – ein Recht, das Ihnen zusteht. Allerdings kann weder die Verfasserin noch der Herausgeber in diesem Zusammenhang irgendeine Verantwortung übernehmen. Generell raten wir von einer Umstellung der Ernährung ohne vorherige Mineral-Analyse und ärztliche Beratung ab.

3. Auflage Oktober 1995

Umschlag: Adolf Bachmann, Reischach
Foto: Superbild Bildagentur, München
Satz: IBV Satz- und Datentechnik GmbH, Berlin
Gesetzt aus: 10/12 p Optima auf System Linotype 202
Druck und Binden: Jos. C. Huber KG, Dießen
Printed in Germany
ISBN 3-7766-1832-9

Es ist so angenehm, zugleich die Natur
und sich selbst zu erforschen,
weder ihr noch dem eigenen Geist Gewalt anzutun,
sondern beide in sanfter Wechselwirkung
miteinander ins Gleichgewicht zu bringen.

Johann Wolfgang von Goethe

Inhalt

Was Sie erwartet

Woran liegt es, daß manche Menschen bis ins hohe Alter hinein faszinierende Jugendlichkeit ausstrahlen, während andere manchmal schon in jüngeren Lebensjahren den Zenit ihrer Ausstrahlung und Vitalität längst überschritten haben?

Die Haut ist ein empfindliches und äußerst zuverlässiges Frühwarnsystem und ihr Erscheinungsbild ist zugleich Bestandteil und Spiegel des Stoffwechsels. Allergische Reaktionen, Entzündungen, eine schlecht durchblutete, fahle Haut, all das sind Zeichen unseres Körpers, die signalisieren, daß Ungleichgewichte des Stoffwechsels vorliegen.
Daß diese Gesundheitsstörungen äußerst wirkungsvoll und meist ohne jede Gabe von Medikamenten kurierbar sind, wird Ihnen dieses Buch zeigen. Kein Umweltfaktor und kein Medikament kann einfacher und natürlicher auf die Selbstheilungskräfte des Körpers wirken als die Ernährung. Und weil die Haut ausschließlich über die Blutgefäße versorgt wird, sind Cremes oder Lösungen, die die Haut von außen »ernähren«, alleine nicht ausreichend.

Die Haut ist der Spiegel des Stoffwechsels. Gesunde Haut spiegelt einen Stoffwechsel im Gleichgewicht, kranke einen im Ungleichgewicht. Da Stoffwechselentgleisungen ihren Niederschlag in den Haaren finden, bietet die Mineral-Analyse die verläßlichste Diagnostik. Ich habe in mehr als zehnjähriger Arbeit dieses Muster entschlüsselt und eine Ernährung entwickelt, mit deren Hilfe das individuelle Mineralmuster gezielt beeinflußt werden kann. Diese Methode der Stoffwechsel-Harmonisierung werde ich Ihnen vorstellen und an Hand vieler Fallbeispiele aufzeigen, wie Hautpflege von innen möglich ist, wie wichtig aber auch die äußere Behandlung ist. Die Anwendung von Kosmetika darf nicht wahllos sein.
Ich werde Ihnen zeigen, wie Sie Gesundheit bewahren oder erlan-

gen können, eine Menge Tips und Tricks werde ich Ihnen geben, damit Sie sich in Ihrer Haut wohl fühlen können.
Hier zum Schluß und zu Beginn sei kurz gesagt:
Ob es um fahle oder schöne, frische Haut geht, immer sind die Mineralien und Schwermetalle – und immer der Stoffwechsel – im Spiel.

Katja Akerberg

Vorwort

Die Erkenntnis, die Haut sei der Spiegel der Seele, war schon im antiken Griechenland verbreitet. In der Tat ist die Haut so etwas wie ein Frühwarnsystem des Körpers. Allergische Reaktionen, Entzündungen, eine schlecht durchblutete, fahle Haut, all das sind Zeichen unseres Körpers, die signalisieren, daß Ungleichgewichte des Stoffwechsels vorliegen.
Die Methode der »Stoffwechsel-Harmonisierung« wende ich selbst mit großem Erfolg in meiner ärztlichen Praxis in Augsburg an. Der gleichzeitige Abbau von Überschüssen und die Behebung von Mangelzuständen von Mineralien und Spurenelementen ist nicht nur mit einer spürbaren psychischen Aufhellung verbunden, sondern auch mit dem Abklingen allergischer Reaktionen und einem deutlich verbesserten Hautbild.

Inzwischen habe ich bei über tausend meiner Patientinnen Mineral-Analysen nach Akerberg durchführen lassen. Dabei ist deutlich geworden, daß kein Umweltfaktor oder Medikament stärker auf die Selbstheilungskräfte des Körpers wirken kann als die Ernährung. Auf Grund dieser Erfahrung behandele ich jegliche Art entzündlicher Vorgänge grundsätzlich nicht mehr medikamentös, weil dabei bestenfalls Symptome kuriert, die Krankheit in ihren Ursachen jedoch nicht erfolgreich behandelt wird.
Heute kann ich mir meinen Praxisbetrieb ohne diese Methode nicht mehr vorstellen. Von Bluthochdruck, Übergewicht, Eisenmangel und Fettstoffwechselstörungen bis zu Hautproblemen aller Art läßt sich nach meiner Erfahrung fast jede stoffwechselbedingte Gesundheitsstörung äußerst wirkungsvoll und meist ohne jede Gabe von Medikamenten kurieren.
So wichtig wie die Hautpflege »von innen«, wie sie mit Hilfe individuell angepaßter Ernährung möglich ist, so wichtig ist auch ihre äußere Behandlung. Sie werden in diesem Buch eine Menge nützli-

cher Tips und Tricks finden, die es Ihnen erlauben, sich besser zurechtzufinden in einem mittlerweile kaum noch überschaubaren Angebot von Hautpflegemitteln und Kosmetika. Seit über 20 Jahren beschäftigt sich Katja Akerberg mit dem Thema Hautpflege. Sie gewährt Ihnen in diesem Buch einen genauso informativen wie unterhaltsamen Einblick in den Schatzkasten dieser Erfahrungen.

Hans Lehmann
Frauenarzt

Der Leidensweg der 58jährigen M. B.

Neurodermitis, Allergie, Pilzinfektion der Haut, »Postthrombotisches Syndrom«

Frau M. B. litt seit Jahren an trockener, zu Rötung und Entzündung neigender Haut. Ekzematische Veränderungen bestanden am Oberkörper und an den Gliedmaßen. Ihr Hautarzt diagnostizierte eine Neurodermitis (auch endogenes Ekzem, atopisches Ekzem genannt). Die betroffenen Hautareale mußten mehrmals täglich mit Elacutan-Salbe eingerieben werden.

Besonders belastend waren die 25 bis 30 offenen, juckenden und schuppenden Entzündungsherde auf der Kopfhaut infolge einer langjährigen Pilzinfektion (Tinea capitis). Teerhaltige Haarpackungen (dreimal wöchentlich) und die Anwendung medizinischer Shampoos brachten keine anhaltende Besserung.

Eine Allergie gegenüber Nickel und Chrom wurde im Hauttest ebenfalls nachgewiesen (Epicutan-Test). Mehrfache Venenentzündungen und Thrombosen hatten Durchblutungs- und Empfindungsstörungen der Haut des linken Beines zur Folge.

Hinzu kamen noch zahlreiche andere, nicht die Haut betreffende Beschwerden.

Beschwerden ohne Ende

Der Gesundheitszustand verschlechterte sich ohne ersichtliche Ursache. Schwindel, dadurch Gangunsicherheit und Sehstörungen führten Frau M. B. zu vielen Ärzten. Nach gründlichen Untersuchungen, einschließlich Computertomographie, konnten nur Verdachtsdiagnosen – Gefäßentzündungen und Durchblutungsstörungen im Gehirn – gestellt werden. Die Therapie war dementsprechend nur symptomatisch.

Es kam noch schlimmer

Schwere Migräne mit bis zu 3 Wochen andauernden Attacken mit neurologischen Ausfällen, die u. a. mit Seh- und Sprachstörungen (sie konnte nicht mehr die richtigen Worte finden) neben den üblichen typischen Migränebeschwerden einhergingen, plagten sie. Durch Osteoporose ging ihre Körpergröße von 172 cm auf 165 cm zurück. Starke Rückenschmerzen waren alltäglich. Behandlungen mit Östrogenen und Fluoriden brachten kaum Besserung.

– Neigung zu Hypoglykämie (Unterzuckerung), verbunden mit Sehstörungen. Frau M. B. mußte ständig Traubenzucker mit sich führen.

– Ausgeprägte Entzündungsneigung (Gefäß-, Gallenblasen-, Nagelbett- und Hautentzündungen); Infektanfälle, Schwächegefühl, kalte Hände und Füße. 1988/89 wurden ihr alle Zähne wegen wiederkehrender Eiterungen gezogen.

560 Tabletten pro Monat

Im Laufe der Jahre erhielt Frau M. B. Unmengen von Medikamenten – bis zu 560 Stück pro Monat! Dazu zählten u. a. Prednisolon (5 Jahre lang), zahlreiche Schmerzmittel, Beruhigungsmittel sowie diverse Präparate gegen Gleichgewichtsstörungen unklarer Ursache, Vitamine und Mineralien.

All das konnte ihren Zustand nicht verbessern, im Gegenteil, es ging ihr von Jahr zu Jahr schlechter.

Berentung mit 44 Jahren

Der Leidensweg der 58jährigen Frau M. B. ist lang: 22 Jahre. Im Alter von 44 Jahren wurde sie bereits wegen vielfältiger, therapieresistenter Beschwerden berentet.

Bei soviel Leid blieben Depressionen, Angstzustände (z. B. durch die zunehmende Gangunsicherheit) und zeitweise aggressivere Phasen nicht aus.

Die vielfältigen therapieresistenten Beschwerden der vergangenen zwei Jahrzehnte machten Frau M. B. das Leben schier unerträglich, so daß sie sich in ihrer Verzweiflung zweimal das Leben nehmen wollte, was ihr zum Glück nicht gelang.

Schließlich blieb der Rollstuhl

Sehstörungen, Gleichgewichtsstörungen mit Schwindel, Gangunsicherheit blieben erhalten – bis schließlich zum Unvermögen, selbständig zu gehen.

Nach eingehenden neurologischen Untersuchungen befürwortete der Nervenarzt die Bestellung eines Rollstuhls für Frau M. B., deren Zustand sich zunehmend verschlechtert hatte. Sie konnte nur noch mühsam knien, auf »allen vieren« sich in der Wohnung bewegen. Der Antrag wurde abgelehnt, da es sich nicht um eine Querschnittslähmung oder Muskeldystrophie handelte.

Im Juli 1992 blieb dann trotz aller Bemühungen nur noch der Rollstuhl. Frau M. B. war zu einem Pflegefall geworden. Ihr Ehemann betreute sie liebevoll. Selbst das Essen bereitete ihr große Mühe. Mit der linken Hand mußte sie den rechten Arm anheben, um den Löffel zum Mund führen zu können.

Von einer Ernährungsberatung erhielt sie die Empfehlung, reichlich Calcium, Haferflocken und Milch zu sich zu nehmen.

Der Zufall brachte endlich Hilfe

Im November 1992 suchte Frau M. B. erneut ihren Hautarzt auf und bat ihn um Hilfe. Er hatte gerade auf einem Kongreß von der Möglichkeit der Stoffwechsel-Harmonisierung nach Akerberg gehört und ließ daraufhin bei seiner Patientin die erste Mineral-Analyse durchführen. Die zweite Analyse erfolgte im März 1993. Die individuellen Ernährungsempfehlungen nach der Analyse sahen anders als die o. g. aus. Gerade den Genuß von Milch und Milchprodukten sollte die Patientin vorerst streng meiden.

Nach strikter Einhaltung der vorgegebenen Ernährungshinweise waren schon nach 3 Monaten nur noch am Hals ekzematöse Herde vorhanden. Die offenen Stellen am Kopf waren völlig abgeheilt, medizinische Packungen waren nicht mehr erforderlich.

Die Entzündungsneigung ging zurück, und so heilte auch die seit Wochen mit Chemotherapeutika behandelte Nagelbettentzündung der linken Großzehe ab.

Viele Medikamente konnten reduziert oder abgesetzt werden.

Unterzuckerungen mit den entsprechenden Begleiterscheinungen traten nicht mehr auf.

Selbständige Handlungen und Stehen waren wieder möglich. Augenschmerzen und Sehstörungen im Dunkeln oder bei grellem Tageslicht traten nicht mehr auf.
Frau M. B. konnte ihren Hausarzt zu seinem Erstaunen auf ihren eigenen Beinen aufsuchen.

Es geht ihr so gut wie jahrelang nicht mehr
Frau M. B. ist dankbar: »... ich kann auch bestätigen, daß mit dieser Methode bisher bei mir nur gute Erfolge erreicht wurden.«
»Eine Perle des Rosenkranzes bete ich täglich für Katja Akerberg.«

Und so sahen die Analyseergebnisse aus:
1. Analyse: Nov. '92
Verbrennertyp: langsam-gemischt

Es fielen niedrige Werte von Natrium, Kalium, Eisen, Magnesium und Chrom auf.
Calcium lag zwar im Toleranzbereich, im Verhältnis zu seinem Gegenspieler Kalium bestand jedoch ein relativer Calciumüberschuß.
Ebenso bestand ein relativer Zinküberschuß im Verhältnis zum Kupfer, was schon auf eine Entzündungsneigung hinweist. Aluminium, Quecksilber, Blei, Nickel, Molybdän und Cadmium waren teilweise sehr stark erhöht.

2. Analyse: März '93
Verbrennertyp: langsam-gemischt
Deutlicher Rückgang der toxischen Metalle. Nickel, Cadmium, Aluminium lagen bereits im Normbereich.
Der hohe Molybdängehalt war ebenfalls völlig zurückgegangen.
Der relative Zinküberschuß war nahezu ausgeglichen, was sich deutlich in der Abheilung der bestehenden Entzündungen (Kopfhaut, Zehennagel, Haut) widerspiegelt.
Der bei der 1. Analyse gefundene extrem niedrige Chromgehalt war inzwischen angestiegen. Gleichzeitig verschwanden die Symptome der Unterzuckerung (Chrom spielt eine wesentliche Rolle im Kohlenhydratstoffwechsel).

Viel hatte der Körper in 4 Monaten schon erreicht, aber es sind noch nicht alle Ungleichgewichte aufgehoben. Der Körper benötigt dazu auch Zeit. Die niedrigen Elemente (Natrium, Kalium, Eisen) werden nur dann weiter ansteigen, wenn die Ernährungsempfehlungen auch weiterhin streng eingehalten werden. Es kann M. B. also noch bessergehen.
Übrigens: Die Krankenkasse hat nach Widerspruch die Kosten der Analyse voll übernommen.

Einführung: Frühwarnsystem des Körpers – unsere Haut

Nie zuvor gab es so viele Hautprobleme wie heute. Sie begegnen uns in Form der roten, juckenden Haut des Säuglings, als Akne bei den Jugendlichen, und sie können in jedem Alter als Allergien oder Entzündungen auftreten.
Einige dieser Probleme lassen sich durch kluge Pflege und Kosmetik, manche auch mit Hilfe der Medizin lösen. Den meisten von ihnen ist eines gemeinsam: Sie sind Signale des Körpers. Die Haut ist ein empfindliches und äußerst zuverlässiges Frühwarnsystem für Störungen in der Harmonie des Stoffwechsels.

Stoffwechsel, ein abstrakter Begriff für eine wunderbare »Erfindung« der Natur, der Kreislauf der Stoffe, die wir täglich mit unserer Nahrung zu uns nehmen. Aus ihnen baut der Körper seine Zellen auf, aus ihnen schöpfen wir die Energie zum Leben.
Die Haut ist zugleich Bestandteil und Spiegel dieses Stoffwechsels. Dunkle Ränder unter den Augen, blasse oder trockene Haut, kalte Füße, Haarausfall, ständige Entzündungen und vieles andere mehr sind Signale, die wir heute in einem neuen Licht sehen können. Ihre Ursachen zu erkennen, öffnet einen Weg, um den Körper wieder in seiner Ganzheit zu begreifen. Mehr noch: Wir können ihm helfen, mit Hilfe der denkbar natürlichsten Mittel aus eigenen Kräften die Korrekturen vorzunehmen.
Hautpflege und Kosmetik mögen unserer Haut von außen schmeicheln, sie verwöhnen und verschönen, selbst Heilungsprozesse unterstützen; eine ganzheitliche Pflege und Behandlung muß aber auch von innen kommen.

Dieses Buch wird Ihnen den inneren wie den äußeren Weg zeigen – kommen Sie mit auf eine aufregende Reise!

Sie werden erfahren

– was die Haut braucht, um sich wohl zu fühlen
– was Sie brauchen, um sich in Ihrer Haut wohl zu fühlen
– was das Mineralmuster Ihrer Haare über den Stoffwechsel verrät
– ob Sie ein schneller oder ein langsamer Verbrenner sind
– was Sie mit individuell angepaßter Ernährung für sich und Ihre Haut tun können
– wie man sich durch Reflexzonenmassage, autogenes Training oder die Aromatherapie entspannt
– wie man Haut, Problemzonen, Muskeln trainiert und den Kreislauf in Schwung bringt
– was man bei Hautproblemen von A–Z selbst tun kann, um sich zu helfen
– woraus Kosmetika gemacht sind und was sie wirklich können
– worauf Sie bei der Körperpflege von Kopf bis Fuß achten sollten

... und natürlich noch eine ganze Menge mehr!

Ich bin sicher, am Ende unserer Reise werden Sie mehr wissen. Ich freue mich, Sie dabei begleiten zu dürfen.

Kapitel I
Was Sie schon immer über Ihre Haut wissen wollten

Die Haut – ein geheimnisvolles Organ

Wahrscheinlich zählt die Haut zu den wichtigsten und doch zugleich am meisten unterschätzten Organen des menschlichen Körpers. Vielleicht ist das auch ein Grund, warum viele Menschen dem Schutz und der Pflege ihrer Haut nur geringe Bedeutung beimessen. Bei näherer Betrachtung dieses »Wunderwerks der Natur« werden Sie vielleicht umdenken. Immerhin entfällt ein Sechstel des gesamten Körpergewichts auf die Haut. Beim Erwachsenen beträgt die gesamte Hautfläche im Schnitt etwa 1,6 Quadratmeter.

Die Oberhaut

Die Oberhaut oder Epidermis, die gefäßlose Außenschicht der Körperhaut, besteht in ihrer äußersten Schicht aus winzigen Hornschuppen, die an manchen besonders beanspruchten Stellen auch als regelrechte Hornhaut zu erkennen ist. Gebildet werden diese Hornschuppen in der darunterliegenden sogenannten Keimschicht aus dem für die Haut besonders wichtigen Eiweißstoff Keratin. Die äußere Hornschicht ist in der Regel nicht dicker als etwa ein zehntel Millimeter, und doch nimmt sie sehr wirkungsvoll teil am Schutz vor Temperaturschwankungen, Druck, Stoß und oberflächlichen Verletzungen. Die Oberhaut mit ihrer Hornhaut grenzt unseren Körper zur Umwelt ab. Die Hornschuppen werden kontinuierlich abgestoßen, Zellen bilden sich immer wieder neu. Die Erneuerung der Haut erfolgt innerhalb von nur einem Monat.

In der Keimschicht befinden sich u. a. die Farbstoffe (Pigmente), die unsere Haut bei Bedarf bräunen können, um sie vor zu starker Lichteinwirkung zu schützen. Ihren Namen erhielt die Keimschicht wegen der sich in ihr stattfindenden besonderen Stoffwechselaktivität, die wir als Hautregeneration, sprich ständige Neubildung von Hautzellen, erfahren.

Die Mittelhaut (Lederhaut)

Die Lederhaut besteht aus straffem Bindegewebe, was ihr auch zu ihrem Namen verhalf. Gegerbte tierische Lederhaut kennen Sie als Leder. Verantwortlich für die Straffheit der Lederhaut ist vor allem der Eiweißstoff Kollagen. Dieses »Fasereiweiß« hält die Lederhaut in netzförmiger Verknüpfung zusammen. Auch in anderen Bindegewebsstrukturen wie den Sehnen finden sich große Mengen dieses besonders stabilen Eiweißstoffs. Kollagen macht etwa ein Drittel des gesamten Eiweißbestandes im Körper aus. Es hat außerdem die wichtige Eigenschaft, Wasser zu binden. Mit zunehmendem Alter jedoch kommt es zu Veränderungen des Hautkollagens, die seine Fähigkeit zur Wasserbindung herabsetzen. Die Haut wird deshalb schlaffer und trockener. Neben dem Kollagen und dem Keratin ist der dritte bedeutsame Eiweißstoff das Elastin, das, wie der Name schon sagt, der Haut Elastizität verschafft. Elastin bildet in der Lederhaut ein flaches, sehr gut dehnbares Netz. Auch Elastin bindet Feuchtigkeit.

Die Lederhaut wird von vielen sehr feinen Blutgefäßverästelungen durchzogen, die für die Zufuhr von Nährstoffen aus der Blutbahn verantwortlich und zugleich mitverantwortlich für die Temperaturregulation sind. Das erklärt, warum die erwärmte Haut eher rot und Haut bei Kälte eher blaß aussieht. Nicht weniger beteiligt an der Temperaturregulation sind die Schweißdrüsen, deren Wurzeln ebenfalls in der Lederhaut zu finden sind. In der Hautoberfläche münden diese Schweißdrüsen in feine Poren, durch die der gebildete Schweiß nach außen tritt. Auch die Wurzeln der Körperhaare befinden sich zu einem großen Teil im Bereich der Lederhaut. Im Haarbalg – eine in die Unterhaut versenkte Anlage – wächst das Haar hinauf zur Oberhaut. Unterhalb der Keimschicht münden in den Haarbalg Talgdrüsen, die die Aufgabe haben, das austretende Haar und die Oberhaut zu fetten und vor Austrocknung zu bewahren. Am Haarbalg ansetzende glatte Muskeln ermöglichen das Aufrichten (Sträuben) der Haare. Jeder, der schon einmal eine Gänsehaut erlebt hat, weiß, daß bei Kälte diese Muskeln besonders aktiv werden und dafür sorgen, daß uns die Haare zu Berge stehen. In grauen Vorzeiten, als die Menschen noch stärker behaart waren, diente dieser Mechanismus dem ganz natürlichen Wärmeschutz, denn ein aufgerichtetes Fell wärmt einen Körper besser als ein anliegendes.

Die Unterhaut

Sie ist die tiefste Schicht der menschlichen Haut und besteht hauptsächlich aus Fettgewebe, Blutgefäßen und Nerven. Man spricht auch häufig von Unterhautfettgewebe. Zugleich bildet die Unterhaut einen besonders wirksamen Schutz gegenüber äußeren Einwirkungen wie Druck, Stoß usw. und ist ein höchst wirkungsvoller Wärmeschutz.
In der Leder- und Unterhaut befinden sich außerdem eine Vielzahl von fein verästelten Lymphgefäßen und Nervenendigungen, die uns mit Informationen über Kälte, Wärme, Schmerz und zärtliche Berührungen versorgen.

Was die Haut für uns tut

Der Beitrag, den die Haut zur Gesunderhaltung und Funktionstüchtigkeit des menschlichen Körpers leistet, ist eminent.
Die Haut spielt eine entscheidende Rolle als Medium für den Austausch von Stoffen zwischen Körper und Umwelt. Ungefähr zwei Prozent des Sauerstoffs, den wir zum Leben benötigen, werden durch Hautatmung aufgenommen. Die Ausscheidungsfunktion ist von nicht weniger wichtiger Bedeutung. Neben Wasser und Fett sind es vor allem verschiedene Schlackenstoffe, die von den Schweiß- und Talgdrüsen ausgeschieden werden. Unter normalen Bedingungen gibt die Haut täglich ungefähr 1 Liter Flüssigkeit ab, den größten Teil in Form von Schweiß, den kleineren Teil durch Verdunstung auf der Hautoberfläche. In warmen Regionen oder bei sportlicher Betätigung kann diese Menge um ein Vielfaches höher sein.

Die Haut schützt sich mit Fett und Wasser

Die Haut verfügt über ein ausgeklügeltes Abwehrsystem, um sich vor verschiedensten Umwelteinflüssen zu schützen. Mit Hilfe einiger biochemischer »Tricks« legt sie sich selbst einen »Schutzmantel« zu. Dieser Schutzmantel besteht im wesentlichen aus einem Gemisch von Fetten und Wasser. Experten sprechen auch vom »Hydrolipid-Mantel«. Schauen wir uns diesen Schutzmantel einmal etwas näher an:

Aus den Talgdrüsen, aber auch aus der Oberhaut, gelangen Fette an die Hautoberfläche. Diese Fette verbinden sich mit dem wäßrigen Schweiß zu einer Emulsion. Die Stoffe, die diese Verbindung zwischen Fett und Wasser, die sich normalerweise gegenseitig abstoßen, erst möglich machen, sind vor allem Lecithin und Cholesterin, die als Emulgatoren wirken. Ohne diese Emulsion würde uns sicher ganz schön heiß in unserer Haut, denn der Fettfilm würde die Poren verstopfen, Wärmestau wäre die Folge. Diese Erkenntnis hat sich natürlich auch die Kosmetikindustrie zunutze gemacht. Die meisten Cremes und Lotionen stellen, gleichsam der Haut nachempfunden, ebenfalls ein Gemisch aus Fett und Wasser dar, das in Form einer mehr fett- oder wasserhaltigen Mischung an den jeweiligen Hauttyp angepaßt werden kann. Durch scharfe Seifen läßt sich der Schutzmantel aus Fett und Wasser allerdings nachhaltig aus dem Gleichgewicht bringen. Die Talgdrüsen produzieren sofort intensiv Fett, wenn nicht mehr genügend in der Schutzschicht vorhanden ist, aber dennoch braucht es oft bis zu acht Stunden, bis sich die Haut von einem derartigen Angriff erholt hat.

Wenn die Haut sauer ist, fühlt sie sich wohl

Die Haut verfügt darüber hinaus über einen anderen wichtigen Mechanismus, mit dem sie sich vor allem gegen das Eindringen von allgegenwärtigen Keimen und Bakterien schützen kann: die Einstellung eines leicht sauren pH-Wertes auf der Haut. Wahrscheinlich ist Ihnen der Begriff pH-Wert aus Ihrer Schulzeit noch in dunkler Erinnerung. Trotzdem möchte ich die Zusammenhänge noch einmal in stark vereinfachter Form zum besseren Verständnis darstellen.

Der pH-Wert läßt sich auf einer Meßskala, die von 0 bis 14 reicht, ablesen und gibt an, ob eine Flüssigkeit sauer oder basisch (alka-

lisch) ist. Saure Flüssigkeiten, wie Zitronensaft oder Salzsäure, haben einen niedrigen pH-Wert, und basische bzw. alkalische Flüssigkeiten, wie Natron oder Seifenlauge, haben einen hohen pH-Wert. Neutrale Flüssigkeiten, wie destilliertes Wasser, haben einen pH-Wert, der genau in der Mitte zwischen den beiden Ausprägungen sauer und alkalisch liegt. Deren pH-Wert beträgt 7. Mit Hilfe eines speziellen Papiermeßstreifens (Lackmuspapier, in der Apotheke für ca. 1 Mark zu erhalten), der sich entsprechend verfärbt, kann man leicht ermitteln, ob eine Flüssigkeit eher sauer oder eher alkalisch ist.
Der pH-Wert der Haut liegt normalerweise im sauren Bereich zwischen 5 und 6. In diesem Milieu können Bakterien und sonstige Mikroorganismen kaum gedeihen. Dieser Säureschutzmantel besteht neben Wasser und Fett aus verdunstendem Kohlendioxyd, einem Endprodukt der Atmung, sowie verschiedenen organischen Säuren, wie Milchsäure, einem Zwischenprodukt des Zellstoffwechsels. Diese Säuren bilden »Alkalielemente«, wie Natrium- und Kaliumsalze, an der Hautoberfläche. Deshalb schmeckt der Schweiß auch salzig. Um einen pH-Wert zwischen 5 und 6 aufrechtzuerhalten, setzt die Haut ein kompliziertes Puffersystem ein, das es möglich macht, bei Kontakt mit sauren oder alkalischen Flüssigkeiten schnellstens wieder den idealen pH-Wert einzuregulieren. Eine »gründliche Reinigung« des Körpers mit Seife ist allerdings ein »Angriff«, den die Haut erst nach einiger Zeit wegstecken kann. Das gilt besonders für trockene Haut. Längerer Hautkontakt mit scharfen Reinigungsmitteln und Laugen, die nicht der Körperreinigung dienen, sollte vermieden werden, um Hautschädigungen zu verhindern.

Welcher Hauttyp sind Sie?

Um das geeignete Reinigungs- und Pflegemittel auswählen zu können, müssen Sie wissen, welches Mittel sich für Ihre Haut eignet und welches nicht. Eine differenzierte, individuelle Analyse sollten Sie am besten von Experten durchführen lassen. Einfache Anhaltspunkte können Ihnen aber auch helfen, daß Sie beim nächsten Einkauf nicht zum falschen Sonnenschutzmittel oder Badezusatz greifen.

Die normale Haut

Sie ist sicher am unkompliziertesten zu pflegen und bedarf keiner aufwendigen Betreuung. Die normale Haut ist meist gut durchblutet, zeigt kaum Unreinheiten und ist glatt und geschmeidig. Dieser Hauttyp ist vor allem bei jungen Menschen anzutreffen.

Die trockene Haut

Trockene Haut ist meist auch recht empfindlich. Die Talgdrüsen produzieren zuwenig Fett, und damit kann auch nur wenig Wasser aus dem Schweiß an der Hautoberfläche gebunden werden. Folge ist, daß die Temperaturregulation der Haut beeinträchtigt ist und es zu unerwünschten Wasserverlusten kommt. Mit zunehmendem Alter wird jede Haut trockener. Allerdings findet sich auch bei vielen Kindern und Jugendlichen häufig trockene Haut. Die Empfindlichkeit, Bereitschaft für verschiedenste Hautprobleme, wie Allergien oder Infektionen, ist besonders groß. Die trockene Haut braucht regelmäßige Pflege, sie muß mit Fett und Flüssigkeit versorgt werden. Besondere Aufmerksamkeit gilt vor allem der Auswahl der Hautreinigungsmittel. Alkaliseifen sind völlig ungeeignete Mittel. Zumindest für die Gesichtsreinigung empfiehlt sich eine sanfte Reinigungsmilch. Auch Schaum- und Duschbäder sollten speziell auf die empfindliche Haut abgestimmt sein und rückfettende Substanzen enthalten.

Die fettige Haut

Unter fettiger Haut leiden vor allem Jugendliche während der Pubertät. Die Poren der Haut sind vergrößert, die Keratinbildung ist erhöht. Damit ist die Gefahr der Verstopfung von Hautporen durch die Verhornung der Haut besonders groß. Es wäre unsinnig, den Fettfilm der Haut »mit Gewalt«, z. B. mit scharfen Reinigungsmitteln, zu entfernen, weil die Produktion der Talgdrüsen daraufhin nur noch weiter angekurbelt würde. Oberstes Gebot bei fettiger Haut ist regelmäßige, sanfte Reinigung und Hygiene. Eine gelegentliche Schälbehandlung (Peeling), bei der die oberste Schuppenschicht entfernt wird, kann zu einer Verbesserung des Hautbildes beitragen.

Die Mischhaut

Natürlich ist die Haut nicht am ganzen Körper von gleicher Beschaffenheit. So kann es durchaus durch übermäßigen und häufigen Gebrauch von falschen Reinigungsmitteln bei Bad und Dusche dazu kommen, daß die Haut an einigen Körperpartien austrocknet und an anderen wiederum, vor allem im Gesicht, eher fettig wird. Aber selbst die Gesichtshaut ist kaum von durchgehend gleicher Beschaffenheit. Oft sind bei gleichzeitig eher trockener Gesichtshaut eine fettige Stirn, Nase und Kinn zu beobachten, was natürlich bei der Hautpflege berücksichtigt werden muß. Trockene Hautstellen brauchen eine andere Behandlung als die fettigen Partien; während die einen mehr Fett benötigen, bedürfen die anderen mehr der sanften Reinigung.

Kapitel II
Was die Haut braucht, um sich wohl zu fühlen

Reinigung – nicht nur Sauberkeit

Zu Zeiten des französischen Sonnenkönigs Ludwigs XIV. waren Wasser und Seife, vor allem bei Hofe, ausgesprochen verpönt. Man puderte und parfümierte sich und seine Perücken geradezu besessen. Die zwischenmenschlichen »Dufterlebnisse« dürften zu dieser Zeit genauso unerfreulich gewesen sein wie die dokumentierte Neigung zu allen möglichen krankhaften Hautveränderungen. Vielleicht erinnern Sie sich noch an das so andere Bild von der Mutter, die ihr Jüngstes täglich in der Zinkbadewanne von oben bis unten mit harter Bürste und Kernseife abschrubbte, um der Reinlichkeit genüge zu tun. Beispiele extremer Auffassungen von notwendiger Sauberkeit und Körperhygiene, die auch noch heute weiter verbreitet sind, als man glaubt.

Blickt man in die Geschichte so mancher Kulturen, findet man die Forderung nach Reinlichkeit vielfach sogar in ihren Religionen verankert. Und da nun einmal Wasser und Seife nicht immer und überall zur Verfügung standen, behalf man sich mit anderen Mitteln, von Sand über Ziegenfett und Holzasche bis hin zu verschiedenen pulverisierten oder verflüssigten Pflanzenbestandteilen.

Eine regelmäßige Hautpflege ist nicht nur aus Schönheitsgründen notwendig; Hautpflege, Reinigung und Gesundheit gehören zusammen. Bevor wir uns anschauen, welche Mittel uns heute zur Hautreinigung zur Verfügung stehen, wollen wir uns der Frage zuwenden, warum eine Reinigung der Haut überhaupt notwendig und sinnvoll ist. Wir alle haben gelernt, daß man sich waschen soll, wenn man schmutzig ist. Dieser Schmutz, der sich an der Hautoberfläche sammelt, kann unterschiedlich beschaffen sein. Staubpartikel, Keime und Bakterien gehören genauso dazu wie Stoffwechselprodukte aus Schweiß und Talg, die sich unter dem Einfluß des Sauerstoffs der Luft auf der Haut zersetzen und dabei nicht nur zur Entstehung von Körpergeruch, sondern auch zu einer Verschlechterung der Abwehrkräfte der Haut gegen feindliche Eindringlinge führen. Als weiteres Beispiel sei hier auch die vermehrte Milchsäureausscheidung über die Haut erwähnt, die typisch für das Schwitzen bei sportlicher Betätigung ist. Beläßt man diesen Schweiß auf der Haut, so kann der Säureschutzmantel schon bald in seiner Schutzfunktion überfordert werden.

Die Frage ist nun, wie man diesen »Schmutz« am besten von der Haut wegbekommt. Die alte Weisheit, daß Wasser zum Waschen da sei, hilft uns hier leider nur in dem Sinn weiter, soweit es sich um die wasserlöslichen Schmutzbestandteile wie Staub handelt. Andere Schmutzpartikel sind in den Fettbestandteilen der Hautoberfläche und können allein mit Wasser leider nicht entfernt werden. Fetthaltiger Schmutz läßt sich nur mit einem Reinigungsmittel entfernen, das in diesen Schmutz eindringt und ihn von der Haut löst.

Schon vor mehr als zweitausend Jahren kamen die Ägypter der Lösung dieses Problems auf die Spur, indem sie aus Fetten und Soda die ersten Rezepturen für Seife entwickelten. Dieses ganz besondere Salz fanden sie an den Ufern ihrer großen Salzseen. Es zeigte sich, daß dieses Salz, kleine Kristalle, in Wasser aufgelöst, die Haut reinigte und ganz besonders »gründlich« wirkte, indem es nicht nur den Schmutz beseitigte, sondern auch die Haut angriff. Kaum verwunderlich: War doch diese Flüssigkeit nichts anderes als Natronlauge, die – je nach Konzentration – mehr oder weniger ätzend auf der Haut wirkt. Dank der genialen Idee, dieser ätzenden Flüssigkeit pflanzliche oder tierische Fette beizumischen, entstand ein Reinigungsmittel, das die Haut reinigte und einigermaßen verträglich war. Diese Mischung aus organischen Fettsäuren und verschiedenen Laugen, wie Natronlauge oder Kalilauge, nennt man Seife. Am dargestellten Prinzip hat sich bis zum heutigen Tage nicht viel geändert. Das Problem der Hautverträglichkeit ist geblieben. So gründlich also die Reinigung mit Großmutters Kernseife auch gewesen sein mag, die Haut wurde dabei allzu leicht rauh und trocken.

Mittlerweile haben sich neben der klassischen Seife eine Vielzahl anderer Hautreinigungsmittel etabliert, die keine Seife enthalten. Den fetthaltigen Schmutz lösen andere Substanzen, die wie Seife wirken. Es sind die sogenannten Tenside, Entspannungsmittel, die ihren Namen der Tatsache verdanken, daß sie – ebenso wie Seife – die Oberflächenspannung des Wassers herabsetzen, was sich in der Schaumbildung zeigt. Abwegig ist allerdings die heute noch weitverbreitete Vorstellung, daß die Reinigung um so gründlicher sei, je stärker die Schaumbildung ist.

Fassen wir kurz zusammen: Zur Reinigung der Haut genügt Wasser allein nicht, weil Wasser fetthaltigen Schmutz nicht lösen kann. Deshalb brauchen wir Reinigungsmittel, die in der Lage sind, diesen fetthaltigen Schmutz abzulösen, damit er mit dem Wasser weggespült werden kann. Diese Reinigungsmittel enthalten Seife oder Tenside.

Die Hautreinigung ist immer eine Gratwanderung zwischen dem hygienisch Wünschenswerten und dem, was der Haut schaden kann. Zum einen soll der auf der Haut befindliche Fett-Wasser-Film nicht vollständig entfernt werden, zum anderen besteht bei Verwendung von aggressiven Seifen, die stark alkalisch sind, die Gefahr, daß der Säureschutzmantel angegriffen wird.

Der Streit, ob tägliches Baden oder Duschen der Haut mehr schadet als nützt, ist sicher überflüssig, sofern man die geeigneten, hautschonenden Reinigungsmittel dafür einsetzt. Bei empfindlicher Haut ist grundsätzlich von der Verwendung sogenannter Alkaliseifen (sie enthalten entweder Natrium oder Kalium) abzuraten. Statt dessen ist möglichst pH-neutrale Reinigungsmilch oder Waschlotion angezeigt. Bei trockener Haut empfehlen sich Badezusätze, die rückfettende Substanzen enthalten. Bei fettiger Haut sollte ebenfalls auf Alkaliseife verzichtet und eine sanfte Reinigungslotion bevorzugt werden. Da fettige Haut meist von einer stärkeren Verhornung begleitet wird, die eine Verstopfung der Poren und die Entstehung von Mitessern begünstigt, empfiehlt es sich, gelegentlich ein Schälpräparat (Peeling-Creme) anzuwenden, das die obersten Hautschuppen entfernt.

Pflege und Gesundheit der Haut – Pflege und Schönheit

Falsche Ernährung und zunehmende Umweltbelastungen sind zwei von vielen Faktoren, die bei der zunehmenden Verbreitung von Hauterkrankungen eine entscheidende Rolle spielen. Die Haut braucht heute mehr denn je unsere pflegende Zuwendung, und das möglichst frühzeitig. Auch manche Jugendsünden, wie ein bedenkenloser Umgang mit aggressiven Reinigungsmitteln oder allzu häufige Sonnenbäder, hinterlassen Spuren, die später nur noch im besten Fall kosmetisch abgedeckt, aber nicht mehr beseitigt werden können.

Schon unsere Kinder sollten lernen, daß richtig verstandene Körperhygiene nicht nur einfach mehr Sauberkeit, sondern auch vor allem mehr Pflege bedeutet. Auch hier gilt die alte Regel: Vorbeugen ist besser als heilen.

Pflege, Gesundheit und Schönheit sind Begriffe und Werte, die stark von individuellen Voraussetzungen abhängen. Regelmäßige schweißtreibende sportliche Aktivitäten stellen andere Anforderungen an die Hautpflege als ein Spaziergang bei Kälte, Sturm oder Regen, ein Zwölfstundensonnenbad wieder andere als ein Tag im klimatisierten Büro. Natürlich spielt auch die Frage, wieviel Zeit und Geld man für seine individuellen Bedürfnisse und Vorlieben aufbringen kann und will, eine wichtige Rolle. Ein ausgedehntes Kräuterbad mag dem einen zu wohliger Entspannung vom Alltagsstreß unentbehrlich sein, während ein anderer sich schon wie neugeboren fühlt, wenn er einige Minuten unter der blanken Dusche gestanden hat.

Unabhängig davon, ob Sie Ihren Toilettentisch am liebsten mit einer ganzen Batterie von Cremes, Lotionen und Duftwässern schmükken oder sich mit dem Allernotwendigsten zufriedengeben wollen, sollten Sie bei der Zusammenstellung Ihres individuellen Hautpflegeprogramms ganz bestimmte Punkte beachten:

Oberstes Gebot der Hautpflege sollte es sein, die Haut in ihren natürlichen Funktionen zu unterstützen und sie vor schädlichen Einflüssen möglichst weitgehend zu schützen. Hauptsächlicher Adressat ist die sich fortwährend selbst erneuernde Fett-Wasser-Emulsion

auf der Oberhaut, die zugleich als Säureschutzmantel zur Abwehr von Keimen und Bakterien dient.
Die im Handel erhältlichen Cremes oder Lotionen sind zumeist Öl-in-Wasser-Emulsionen, bei denen die Ölbestandteile in feinsten Tröpfchen in wäßriger Flüssigkeit gelöst sind. Sie haben meist einen hohen Wassergehalt und verteilen sich leicht auf der Haut, ohne zu fetten. Wasser-in-Öl-Emulsionen dagegen, wie sie bei Sonnencremes verwendet werden, hinterlassen häufig einen stärkeren Fettfilm auf der Haut. Leider weisen die Hersteller meist nicht aus, um welchen Typ von Emulsion es sich bei ihrem Produkt handelt. In der Regel können Sie das selbst feststellen, denn je leichter sich das Pflegemittel durch Wasser abspülen läßt, desto wahrscheinlicher ist es, daß es sich um eine Öl-in-Wasser-Emulsion handelt. Allerdings sagt der Emulsionstyp für sich genommen nichts darüber aus, in welchen Anteilen Öle, bzw. Fette und Wasser in der Mischung enthalten sind. In der Regel findet sich statt dessen ein Hinweis auf den Hauttyp, für den das jeweilige Präparat besonders geeignet sei.
Ob Sie sich eher für Cremes oder lieber für Lotionen entscheiden, ist eine Geschmacks- oder »Gefühls«-sache. Empfehlenswert ist in jedem Fall eine Ganzkörperbehandlung nach jedem Dusch- oder Wannenbad (sofern darin nicht schon entsprechende Pflegesubstanzen enthalten waren).
Die Vielfalt der Zusätze korrespondiert mit der Vielfalt der Pflegepräparate, die eine individuelle Pflege ermöglichen wie unterschiedliche Anforderungen an den Geldbeutel stellen. Das Spektrum reicht von beruhigend bis anregend, durchblutungsfördernd bis adstringierend, erfrischend bis keimhemmend. Nicht zu vergessen ist natürlich der niemals endende Kampf um die Erhaltung des jugendlichen Hautbildes, speziell der Kampf gegen die Faltenbildung der weiblichen Haut. Für den Endverbraucher ist es angesichts der aufwendigen und manchmal auch verschleiernden Werbekampagnen und Produktbeschriftungen durch die Kosmetikindustrie heute nur schwer möglich, einzuschätzen, ob die versprochene Wirkung eines bestimmten Präparates oder ganzer Pflegeserien tatsächlich eintritt. Die wichtigsten und am meisten verwendeten Zusatzstoffe und deren mögliche Wirkungen finden Sie im Kapitel VII erläutert. Eine Beratung von dermatologischen Ex-

perten lohnt sich, vor allem bei der Haut ab 40 und bei speziellen Hautproblemen. Ansonsten bleibt Ihnen die bekannte Methode von Versuch und Irrtum, um die Pflegemittel zu finden, die Ihrer Haut am besten bekommen und Ihrem Geschmack entsprechen.

Kapitel III
Wie Sie sind, ist Ihre Haut

Haut und Hormone

Die Haut ist ein Sinnesorgan, Immunorgan, Ausdruck des Stoffwechsels und – wollen wir es wagen zu sagen – im weitesten Sinn ein Geschlechtsorgan. Die erotisierende Ausstrahlung der Haut ist uns vertraut. Daß die Haut auf die Hormone reagiert, die von den Sexualdrüsen ausgehen, wissen die geplagten pickligen Jünglinge wie die schönen schwangeren Frauen und, und...

Männliche und weibliche Hormone verändern die Haut, erneuern die Oberhaut, Hormone stärken die Haut, steuern die Drüsen der Haut, Hormone erneuern die Kollagene und verstärken das Elastin, steuern die Durchblutung und beeinflussen so das Hautkolorit, Hormone schützen die Nervenendungen der Haut, Hormonmangel schadet der Haut.

Welches sind diese Hormone? Es sind Östrogene, Androgene und das Gelbkörperhormon, Progesteron.

Eine gut durchblutete Haut signalisiert Frische und Jugend, dafür muß das Blut im Inneren der Gefäße fließen können; und mit Hilfe der Östrogene wird das Blutgefäßsystem weitgestellt.

Kollagene gewährleisten Straffheit und Stärke der Haut, deren Bildung Östrogene beeinflussen. Neben den Kollagenen, dem Skelettsystem unserer Haut, durchzieht das Elastin, Hauptbestandteil des elastischen Bindegewebes, die Lederhaut. Chemisch ist dieser Gerüsteiweißstoff, der für die Spannkraft der Haut sorgt, den kollagenen Fasern verwandt.

Östrogene beeinflussen ebenso das Altern und Welken wie Frische und Schönheit, indem sie für die Wassereinlagerung, für den Abtransport des körpereigenen Mülls, für die Versorgung der Haut mit lebenswichtigen Stoffen und deren Durchblutung sorgen. Östrogene neutralisieren die Wirkung des Streßhormons Kortisol, das, im Überfluß vorhanden, zum Killer der Mineralien der Knochen und

der Haut wird. Kortisol greift die Haut an, es baut Haut ab: Streß schadet der Haut, frißt die Kollagene auf.
Im Laufe eines normalen Tages schwankt die Konzentration von Kortisol erheblich. Morgens produziert die Nebennierenrinde besonders große Mengen, abends fällt der Spiegel ab, das ist die Zeit, in der unsere Haut sich erholt, deshalb ist der Schlaf vor Mitternacht so wertvoll.

Wenn Sie jetzt wissen, daß Östrogene auch für die Kosmetik von innen zuständig sind, verfallen Sie bitte nicht auf die Idee, eine Hormontherapie zu beginnen, um möglichen Hautproblemen zu Leibe zu rücken. Therapie ist, körperliches und seelisches Gleichgewicht zu erreichen; die Wiederherstellung der Harmonie, die angemessene Streßantwort zu finden, dem Körper und der Seele das zu geben, was sie brauchen, d. h. Stoffwechsel und Psyche zu harmonisieren.

Zauberformel Harmonie

Unser äußeres Bild, so wußten schon die Menschen der Antike, und so verkünden es heute vor allem östliche Philosophien, ist immer auch ein Abbild des Inneren.

Diese Tatsache schlägt sich im Allgemeinzustand der Haut genauso nieder wie in den Falten des Gesichts, die unsere Lebensgeschichte dokumentieren. Kummer und Sorgen hinterlassen auf der Haut genauso zuverlässige Spuren wie eine falsche Ernährung, ein durcheinandergeratener Stoffwechsel oder eine positive Lebenseinstellung. Umgekehrt kann ein angenehmes Äußeres durchaus einen wertvollen Beitrag zu mehr Selbstbewußtsein und Wohlbefinden liefern.

Die asiatische Weisheit, daß die Welt von einander bedingenden Gegensätzen beherrscht wird, macht dies sehr deutlich. Die Kraft des Weiblichen, auch Yin genannt, ist zugleich Sinnbild der Innerlichkeit, während Yang für das Männliche und die Äußerlichkeit steht. Yin und Yang bedingen einander. Die Vorstellung von der Harmonie aller Elemente, die erst im Zusammenwirken ihrer gegensätzlichen Kräfte zu einer funktionierenden Gesamtheit werden, erfährt in der westlichen Kultur eigentlich erst ihre Wiedergeburt seit dem Aufkommen der »ökologischen Bewegung«.

Die Erkenntnis, daß wir alle Teil eines Ganzen sind und wir aus Teilen bestehen, deren natürliches Zusammenwirken uns als Menschen erst zu »harmonischen Wesen« macht, ist die Voraussetzung, daß wir mit uns selbst und unserer Welt in Frieden und Harmonie leben können.

In diesem Sinn sind auch Körper- und Schönheitspflege nur ein Teil eines Ganzen. Die Zauberformel heißt Harmonie. Lehnen Sie sich also entspannt zurück, und lassen Sie sich zeigen, wie man den Weg zu dieser Harmonie begeht. Der erste und zugleich wirksamste Weg zu Gesundheit und Schönheit ist die Ernährung; und Hippokrates' Wissen – »Du bist, was du ißt« – möchte ich um meine Erfahrung – »Wie du ißt, siehst du aus« – erweitern. Da die Haut ausschließlich über ihre Blutgefäße versorgt wird, ist eine richtige Ernährung Voraussetzung für eine gesunde und schöne Haut.

Was ist richtige Ernährung? Gibt es eine Kost, die verhindern kann, daß es zu Hautproblemen kommt? Oder die es sogar möglich macht, Hautprobleme zu lösen? Schauen Sie einmal um die Ecke. Was dem einen seine Schweinshaxe, ist dem anderen sein frisch geschrotetes Frühstücksmüsli. Der eine hat eine Schwäche für Süßes, und der andere steht zweimal täglich an der Würstchenbude.

Jeder ißt für sich allein. Und weil das so ist, ist auch jeder Stoffwechsel einzig. Was diese Einzigartigkeit ausmacht, werde ich Ihnen nun erklären.

Haut, Haar und Stoffwechsel

»Das Spektrum der Krankheiten und chronischen Leiden, das durch Ernährungsfehler induziert und durch eine richtig geplante und sorgfältig beachtete Diät gebessert werden kann, ist kaum noch zu

übersehen. Die meisten der sogenannten Zivilisationskrankheiten, die zu vorzeitigem Ausscheiden aus dem Arbeitsleben und oft auch in die Pflegebedürftigkeit führen, sind zu einem mehr oder weniger überschaubaren Teil auf Fehlernährung zurückzuführen. Durch Förderung der Überproduktion der Agrarwirtschaft und irreführende Werbung der Lebensmittelindustrie wird dieser Trend verstärkt.« (Zitat aus der Zeitschrift »Naturamed«, 9/93)
Kommt Ihnen das nicht bekannt vor?
Gelten nicht mittlerweile Calcium und Magnesium als Wundermittel für alles und gegen alles? Säfte, Milchprodukte werden damit angereichert und sind nun noch »gesünder«.
Und wenn dann oft genug die »Werbemutti« aus dem Radio verkündet, wie wichtig doch die Zusatzportion Calcium sei, dann glaubt es auch der letzte.
Selbst Kupfer »hilft« angeblich immer, so konnte ich in Werbeprospekten von Apotheken lesen. Aus Angst vor Krebs wird auch viel Geld für Selenpräparate ausgegeben.
Weshalb ist das so?
Viele werden sich fragen, ob nicht Einflüsse, wie erbliche Vorbelastung, beruflicher Streß und unsere schadstoffreiche Umwelt, einen gesundheitsfördernden Einsatz von Nahrungsmitteln unmöglich machen – und an »Pillen« haben sich alle gewöhnt.
Ich kann sie beruhigen.
Aus meiner Sicht gibt es keinen Anlaß, sich resignierend damit abzufinden, daß die heutigen Lebensumstände viele Menschen krank machen, denn in bezug auf unsere Ernährung halten wir den entscheidenden Schlüssel in der Hand, auch in diesen Zeiten gesund zu bleiben oder zu werden.
Allein, dieser Schlüssel vermag wenig, wenn er nicht ins Schloß paßt. Dieses Schloß ist unser Stoffwechsel. Und dieser ist bei jedem Menschen so individuell wie seine Fingerabdrücke.

Stoffwechsel, was ist das?

»Das sind die gesamten Vorgänge des Abbaus und der Umwandlungen von Substraten (Nahrungsmittel, Sauerstoff) sowie der Zerfall und Ersatz der Körperbestandteile.« (Definition aus dem Pschyrembel, medizinisches Lexikon)

Die Leber spielt dabei eine wichtige Rolle. Dort und in allen anderen Organen werden Enzyme (griechisch, übersetzt »in den Sauerteig hinein«) als Beschleuniger chemischer Reaktionen aktiv. Ohne sie geht fast nichts, und ohne Ko-Faktoren (wie Magnesium, Mangan, Zink, Chrom) ist die Produktion und Funktion vieler Enzyme nicht möglich oder eingeschränkt.

Mangel oder Überfluß jedes einzelnen Elements kann die Energieproduktion und den Baustoffwechsel empfindlich stören. Schwermetalle wie Blei, Quecksilber oder Cadmium können innerhalb der Zellenzyme mit lebenswichtigen Spurenelementen in Konkurrenz treten, teilweise sogar deren Stelle einnehmen und damit Enzymaktivitäten blockieren.

Der Körper vermag mit Elementen, die ihm über natürliche Nahrungsmittel im »organischen Verbund« zugeführt werden, wesentlich besser umzugehen. Bananen beispielsweise sind nicht nur in der Regel preiswerter als Magnesiumpräparate, die darin enthaltenen Substanzen, wie das Magnesium, sind auch wesentlich besser bioverfügbar.

Nahrungsmittel sind »Bomben«, sowohl im negativen wie auch im positiven Sinne.

Es gibt keine Nahrungsmittel, die an sich gut oder schlecht sind, vielmehr gibt es nur solche, die zur aktuellen Stoffwechselsituation des einzelnen passen oder auch nicht.

Unsere Haut ist ihr Spiegelbild.

Unsere Haare interpretieren dieses Bild; denn das Haar »weiß« alles. Und warum es das weiß, werde ich Ihnen später erklären. Später auch noch ein Wort zu den vier wichtigsten Elementen und dem »Nagel im Apfel«. Jetzt möchte ich Ihnen erst einmal an zwei Fallbeispielen zeigen, wie sich durch Ernährungsumstellung die Elemente verändern und verbessern lassen.

In den folgenden Abbildungen wurden die Meßwerte einiger wesentlicher Elemente vor und nach der Ernährungsumstellung graphisch dargestellt. Der 46jährige Mann fühlte sich vor der ersten Analyse müde, schlapp, eben nicht gesund. Er litt zunehmend unter Schlafstörungen. Nach der zweiten Analyse fühlte er sich topfit.

Seine Ehefrau war psychisch labil. Sie litt an Depressionen, ermüdete schnell, war zeitweise aber auch aggressiv. Einer Analyse stand

sie anfangs skeptisch, ja geradezu ablehnend gegenüber. Erst auf ausdrücklichen Wunsch ihres Ehemannes willigte sie ein. Wie Sie in der graphischen Darstellung der Werte der 48jährigen Frau sehen, sind die hohen Werte der Elemente schon nach der zweiten Analyse drastisch gesunken und somit erste Blockaden abgebaut. Der Körper war dann schon in der Lage, in den Körperzellen abgelagertes überschüssiges Kupfer abzubauen. Dieses Kupfer hatte den entscheidendsten Anteil an der psychischen Verfassung der Frau. Ich hatte ihr vor der Analyse gesagt, daß sie ein »Kupfertyp« sei, was sich ja dann auch bestätigte.
Nachdem das Kupfer abgebaut war, fühlte sich das Ehepaar wieder wohler und leistungsfähiger. Große psychische Schwankungen, Depressionen und Schlafstörungen gehören nun zur Vergangenheit.

Fallbeispiel männl. Person
(46 J.)
vor und nach der Ernährungsumstellung

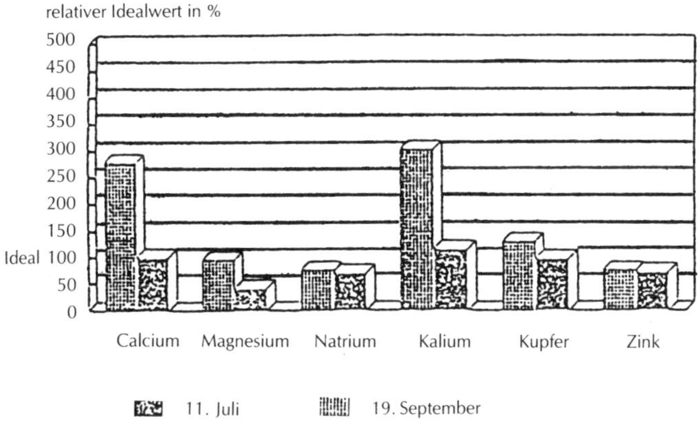

Fallbeispiel weibl. Person (Ehefrau)
(48 J.)
vor und nach der Ernährungsumstellung

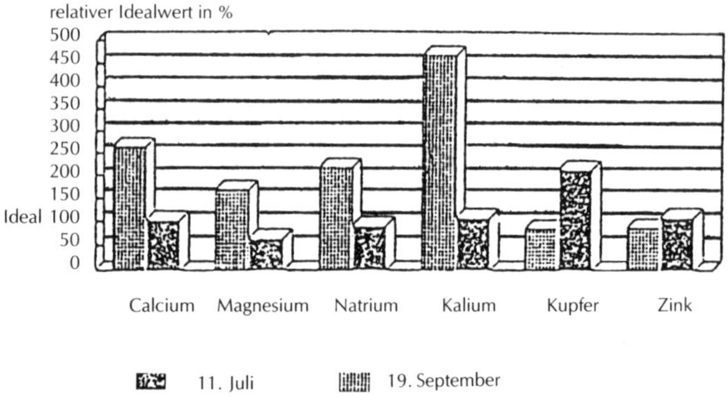

Der Kupferanstieg zum zweiten Termin ist Ausdruck eines vermehrten Kupferabbaus aus den Körperzellen

Hier ein Ausschnitt aus dem Speiseplan, zusammengestellt aus den Nahrungsmitteln, die ich auf Grund der Analyse empfohlen hatte:

F = Frühstück; Z = Zwischenmahlzeit; M = Mittagessen; A = Abendessen)

1. WOCHE

Mo., 24. Juli	**F**	2 Scheiben Sechskornbrot mit Butter und Marmelade, Milchkaffee.
	M	4 kleine Scheiben Schwarzbrot (Pumpernikkel) mit 40 Gramm Frischkäse und 25 Gramm Kalbsleberwurst, Pfefferminztee und Mineralwasser.
	A	Grüner Salat, 2 Hackfleischbällchen (Rind), Salzkartoffeln, Erbsen, Möhren, Früchtetee.

Di., 25. Juli	**F**	2 Scheiben Sechskornbrot mit Butter und Marmelade, 1 gekochtes Ei, Milchkaffee.
	Z	1 Pfirsich, Mineralwasser.
	M	1 Bratwurst (Rind), Salzkartoffeln, weißer Krautsalat, Früchtetee und Mineralwasser.
	Z	2 Scheiben Brot mit Schmierwurst, 1 Pfirsich.
	A	1 Teller Graupensuppe mit Rindfleisch, 3 Gewürzgurken, Schweizer Käse, Brie, Ricotta vollfett, Mineralwasser.
Mi., 26. Juli	**F**	Shrimps in Aspik mit Mayonnaise, 20 Gramm Butter, Pfefferminztee und Mineralwasser.
	Z	Nüsse (Mischung aus Mandeln, Pekannüssen, Cashewnüssen, Paranüssen und Haselnüssen), Mineralwasser.
	M	Schweizer Käse, Brie, Ricotta vollfett, Mineralwasser.
	Z	Kräuterkäse, Nüsse und Mineralwasser.
	A	Brauner Reis, Eier, Tomaten, Netzmelone, Schlagsahne und Mineralwasser.
Do., 27. Juli	**F**	Schweizer Käse, Brie und Caro-Kaffee.
	Z	1 Ei, Früchtetee und Mineralwasser.
	M	1 Cappuccino (mit Schlagsahne).
	Z	Mineralwasser.
	A	Türkisches Fladenbrot, Butter, 2 Spiegeleier, Rahm, Mineralwasser.
Fr., 28. Juli	**F**	Türkisches Fladenbrot, Frischkäse, Caro-Kaffee.
	Z	Nüsse (Mischung aus Mandeln, Pekannüssen, Cashewnüssen, Paranüssen und Haselnüssen), Mineralwasser.

M Türkisches Fladenbrot, Frischkäse, Netzmelone, Früchtetee.
Z Nüsse (Mischung aus Mandeln, Pekannüssen, Cashewnüssen, Paranüssen, Pistazien und Haselnüssen), Limonade light, schwarzer Tee, Netzmelone.
A Bratkartoffeln, Lachs, Chinakohl, Mineralwasser.

Und jetzt möchte ich auf die bereits erwähnten vier wichtigsten Elemente und den besagten »Nagel im Apfel« zurückkommen.

Die vier Brems- und Energieelemente – die »ungleichen Brüder«

Unter den vier Brems- und Energieelementen verstehe ich die vier Elemente Calcium, Magnesium, Natrium und Kalium, die ich auch gern die »ungleichen Brüder« nenne.
Unter den Mineralstoffen haben sie den größten Einfluß auf den Energiehaushalt des Körpers. Die beiden Mineralien Calcium und Magnesium könnte man auch als Bremselemente des Stoffwechsels bezeichnen. Sie stehen u. a. in enger Wechselwirkung mit der Schilddrüse (bzw. Nebenschilddrüse). Eine Unterfunktion der Schilddrüse, unter der besonders Frauen häufig zu leiden haben, weist auf einen erhöhten Calcium- bzw. Magnesiumgehalt der Zellen hin. Der Grundumsatz, der über die Schilddrüsenhormone reguliert wird, ist erniedrigt. Die Verbrennungsvorgänge laufen relativ langsam ab. Nährstoffe verbrennen wie ein Stück feuchtes Holz im Kamin.
Ist dagegen der Calcium- bzw. Magnesiumgehalt der Zellen erniedrigt, kann es zu einer Überfunktion der Schilddrüse kommen. Die Folge: Der Grundumsatz ist erhöht. Der Energiehaushalt kann bis zur Übertourung »angeheizt« werden. Permantente Unruhe, Übererregbarkeit, Aggressivität, Konzentrationsstörungen sowie Herz- und Kreislaufbelastungen können die Folge sein.

Aber auch in den Zellen selbst beeinflussen die Bremselemente den Stoffwechsel. So setzt sich z. B. überschüssiges Calcium zum Teil in den Zellwänden fest und vermindert damit die Durchlässigkeit für viele Stoffe. Die Verbrennungsvorgänge in den Zellen werden ebenfalls unmittelbar verlangsamt. Auch die Durchblutung wird gestört.

Wenn Sie das Hautbild von Menschen mit hohen Calciumüberschüssen beobachten, werden Sie feststellen, daß sie eine blasse Haut haben und häufig unter kalten Füßen und Händen leiden.

Natrium und Kalium könnte man auch als Energieelemente bezeichnen. Damit sind sie zugleich die Gegenspieler der Bremselemente Calcium und Magnesium.

In der Regulation des Natrium-Kalium-Haushalts spielen die Nebennieren und die Niere die entscheidende Rolle. Zahlreiche Faktoren greifen in diese komplizierte Regulation ein, z. B. Hormone der Nebenniere, insbesondere das Aldosteron; der Blutdruck, die Durchblutung der Nieren sowie davon gesteuerte Rückkopplungsmechanismen, das sog. Renin-Angiotensin-Aldosteron-System.

Ich beobachtete, daß Menschen mit niedrigem Kalium oft unter einer Unterzuckerung leiden und dem Hang zum Süßen besonders leicht verfallen. Die Tatsache, daß es mittlerweile sogar Selbsthilfegruppen für zu Unterzuckerung neigende Menschen gibt, macht deutlich, wie viele davon betroffen sind. Die Symptome reichen über Gereiztheit, Schwindel, Hautblässe bis zum Schweißausbruch (kalter Schweiß) und Heißhunger. Der Hintergrund für meine Beobachtung findet sich in den physiologischen Abläufen des Glukosetransports und der -speicherung. Diese sind an Insulin- und Kalium-Transportmechanismen gebunden.

Der rostige Nagel im Apfel

Großmutters Feststellung, daß wer blaß und energielos ist, wahrscheinlich unter Eisenmangel leide, war sicher oft genug berechtigt. Die Tradition allerdings, eine Zeitlang rostige Nägel in einen Apfel zu stecken, den man anschließend als zusätzlichen Eisenschub verzehrt, hat sich wohl zu Recht im Lauf der Zeit verloren. Blutarmut und Eisenmangel werden von medizinischen Laien heute noch vielfach gleichgesetzt. Aber es lohnt sich, etwas genauer hinzusehen.

Eisen ist ein biologisch wichtiges metallisches Element, das nicht nur die körperliche Energieproduktion stark beeinflußt. Eisen kommt im Organismus in Enzymen und im Verbund mit speziellen Eiweißen vor. Im Hämoglobin (roter Blutfarbstoff) verleiht das Eisen dem Blut die rote Farbe und ermöglicht den Sauerstofftransport. Ähnlich ist es mit dem Myoglobin (roter Muskelfarbstoff), der als Sauerstoffspeicher im Muskelgewebe dient.
Leider läßt sich ein Eisenmangel nicht immer so ohne weiteres durch Verabreichung von Eisenpräparaten beheben, wie jeder Arzt bestätigen kann.
Das Zusammenspiel der Mineralien und Spurenelemente ist vielfältig, sie beeinflussen einander. So wird verständlich, daß eine Therapie nach dem Prinzip »Schütten wir hinein, was fehlt« nicht zu einem andauernden Erfolg führen kann.
Wirklich helfen können natürliche Nahrungsmittel, denn sie greifen wirksam in das komplizierte Geschehen ein.
Übrigens: Häufig läßt sich im Haar schon dann ein Eisenmangel oder gar ein erhöhter Eisenwert feststellen, wenn die Blutwerte noch normal sind.

Haut- und Stoffwechsel-Harmonisierung auf der Basis der Mineral-Analyse

Aufbau und Aussehen der Haut werden ebenso nachhaltig durch die aufgenommenen Nahrungsmittel beeinflußt wie der Ablauf aller Körperfunktionen. Die Haut wird übers Blut ernährt. Wie wir wissen, besteht unser Körper aus ca. 100 Elementen, unter denen Mineralien und Spurenelemente sowohl als Bausubstanz als auch als Zündkerzen des Stoffwechsels eine entscheidende Rolle spielen.
Blut- und Urinuntersuchungen können viele wertvolle diagnostische Hinweise geben. Man darf jedoch nicht außer acht lassen, daß der Körper bemüht ist, das innere Milieu mit Hilfe von Regelsystemen (Kreislauf, Körpertemperatur, Wasserhaushalt u. a.) konstant zu halten. Man nennt diesen Zustand Homöostase.
Daher erhalten wir bei diesen Untersuchungen Informationen zur Situation im flüssigen, außerzellulären Medium zum Zeitpunkt der

Probeentnahme. Ein Rückschluß auf den Zustand in den Zellen ist nur bedingt und indirekt möglich.
Anders sieht es bei Mineral-Analysen aus den Haaren aus. Sie geben einen Einblick in die Langzeitveränderungen (über Tage, Wochen und Monate) des Zellstoffwechsels, denn Spurenelemente, Mineralien und giftige Metalle gelangen über die Blutbahn in die Haarzellen und werden dort »festgehalten«.
Das Geschehen spielt sich in den Zellen ab. Nach dem Knochenmark ist das Haar das stoffwechselaktivste Gewebe unseres Körpers!
Wenn ein Barthaar aus der Haut austritt, dann ist es etwa 3 Tage alt und einen Millimeter lang.
Analysiere ich Haare, analysiere ich indirekt auch Hautzellen, weil Haare Anhangsgebilde der Haut sind und durch Hautgefäße versorgt werden.
Wie geschieht die Analyse?
Das Haar wird in einem komplizierten Verfahren verflüssigt und auf seinen Gehalt an Mineralien, Spurenelementen und Schwermetallen mittels Atomspektrographie untersucht.
Organische Verbindungen (u. a. Chlorkohlenwasserstoffe) und eine Reihe krebserregender Stoffe können mit diesem Verfahren ebenfalls nachgewiesen werden. Für bestimmte Berufsgruppen kann das wichtig sein.
Wenn die Frisur nicht sitzt, das Haar strähnig oder fettig herunterhängt oder spröde und glanzlos ist, dann sind Sie nicht unbedingt ein Fall für den Friseur, sondern für den Arzt. Warum? Weil Ihr Haar viel mehr über Sie und Ihren körperlichen Zustand aussagt, als Sie vielleicht wußten.
An der Struktur Ihrer Haare läßt sich ablesen, wann Sie Allergien, Akne, Pilze, Herpes, Neurodermitis haben oder andauernd müde oder depressiv sind.
Ihr Haar kann sagen, warum Sie trockene Haut, brüchige Nägel oder schon Falten haben (besonders um die Augen), warum Ihre Dauerwelle schon kurz nach dem Friseurbesuch wieder zusammenfällt – und es kann sagen, warum.
Sind Sie oft himmelhoch jauchzend oder zu Tode betrübt? Fragen Sie Ihre Haare! Warum plündern Sie Ihren Kühlschrank so oft und eifrig? Fragen Sie Ihre Haare!

Warum der eine krank, dick oder pickelig, der andere frisch, ausgeglichen und schlank ist, werden Sie gleich erfahren.
Annähernd dreißig verschiedene Elemente, wie Calcium, Magnesium und Eisen, Spurenelemente, wie Selen, oder giftige Schwermetalle, wie Blei und Quecksilber, lassen sich heute mit Hilfe hochmoderner Labormethoden mit größter Zuverlässigkeit nachweisen. Die so gemessenen Elemente liefern, entsprechend der Haarlänge, ein Spiegelbild des Stoffwechselgeschehens. Anzahl und Lebensphasen der Haare liegen einer Regel zu Grunde. Auch die Geschwindigkeit des Haarwachstums unterliegt dieser »Regel«. Pro Monat wächst das Haar um zehn Millimeter. Kaum ein körperliches Gebilde verfügt über dieses Tempo. Erkrankungen, Ernährungsfehler oder Vergiftungen verlangsamen die Wachstumsgeschwindigkeit.

Was mich von Anfang an, das war vor dreizehn Jahren, an der Haaranalyse faszinierte, war die Frage: Gibt es so etwas wie eine Harmonie der Elemente, also einen Zustand, bei dem die Elemente für sich selbst und untereinander in optimaler Konstellation vorliegen? Anders gefragt: Läßt sich am Mineralmuster der Haare erkennen, ob der Stoffwechsel sich in Harmonie befindet und wie der Mensch sich dabei fühlt?
Die Befragung von mehreren hundert Personen hinsichtlich ihres Wohlbefindens und ihrer Ernährungsgewohnheiten, die ich zu Beginn der achtziger Jahre erstmals durchführte, ergab, daß Menschen mit ganz bestimmten Ernährungsgewohnheiten nicht nur große Ähnlichkeiten im Mineralmuster hatten, sondern auch über sehr ähnliche Beschwerden klagten. Auf der Grundlage von mittlerweile mehr als 30000 von mir durchgeführten Haaranalysen sind mir die Zusammenhänge zwischen Mineralungleichgewichten und verschiedenen, meist gleichzeitig auftretenden körperlichen und seelischen Beschwerden heute sehr viel klarer.
Das Hautbild hängt entscheidend davon ab, wie gut die Haut über die Blutgefäße mit Nährstoffen versorgt und wie schnell Schlackenstoffe abtransportiert werden können. Insbesondere Calcium hat, sofern es im Überfluß vorhanden ist, die Eigenschaft, die Zellwände der Blutgefäße zu besetzen und damit die Durchlässigkeit für Sauer-

stoff und Nährstoffe zu gefährden. So ist es kaum verwunderlich, daß vor allem Frauen nicht nur häufig über kalte Füße und Hände klagen, sondern auch gleichzeitig eine besonders blasse und dünne Haut aufweisen; Calciumüberschüsse sind typisch für Frauen. Warum: Sie essen zu gerne Joghurt, Quark und Käse, und dies meist zu oft... und zuviel davon... Die Männer dagegen verfügen meistens über eine gute Hautdurchblutung, so daß man den Eindruck hat, sie würden vor Gesundheit nur so strotzen. Ihre Vorliebe für Fleisch ist nur ein Faktor. Natürlich spielt auch hier eine Vielzahl anderer Elemente gleichzeitig eine wichtige Rolle...

Eine vermehrte Neigung zu Akne und anderen entzündlichen Vorgängen der Haut ist häufig bei Personen mit einem relativ hohen Kupferspiegel zu beobachten. Vor allem Vegetarier sind in dieser Hinsicht gefährdet. Eine andere mögliche Gefahrenquelle (nicht nur) für Unreinheiten besteht in Schwermetallbelastungen, z. B. durch Blei, Quecksilber, Cadmium oder Aluminium. Da der Körper die inneren Organe soweit wie möglich vor diesen giftigen Elementen schützen will, schiebt er sie bevorzugt in die Fettgewebe des Körpers ab. Von daher ist im Unterhautfettgewebe meist mit größeren Schwermetallansammlungen zu rechnen als in anderen Körperorganen. Die davon ausgehenden Schädigungsmöglichkeiten sind vielfältig und fallen sehr unterschiedlich aus.

Was kann man tun? Meine ersten Versuche, das individuelle Mineralmuster durch speziell aufeinander abgestimmte Mineral- und Vitaminpräparate zu beeinflussen, waren zwar kurzfristig immer wieder recht erfolgreich, das Mineralmuster der Haare ließ sich allerdings nur geringfügig beeinflussen. Mir wurde klar, daß es keinen Sinn machte, mit Hilfe noch so hoch dosierter Einzelsubstanzen gegen den dominierenden Einfluß der Nahrungsmittel anzukämpfen. Nachdem ich das erkannt hatte, zog ich die logische Konsequenz, daß nur eine ganz individuell zusammengestellte Ernährung der Schlüssel zu einer erfolgreichen Behebung von Ungleichgewichten des Stoffwechsels sein konnte. Mittlerweile wurde dieses System der Harmonisierung des Stoffwechsels mit natürlichen Nahrungsmitteln auf der Basis der Mineral-Analyse soweit verfeinert, daß häufig schon innerhalb weniger Wochen bis Monate deutliche und umfassende Verbesserungen des Befindens möglich sind, die sich

auch im veränderten Mineralmuster nachweisen lassen. Gleichzeitig können auch giftige Schwermetalle häufig schon innerhalb weniger Monate zu einem beträchtlichen Teil abgebaut werden.
Ziel dieser Stoffwechsel-Harmonisierung ist nicht, ganz bestimmte Krankheiten wie z. B. Hautentzündungen zu heilen, Ziel ist vielmehr, dem Körper natürliche Hilfe zur Selbsthilfe zu geben.

Fallbeispiel

Die 36jährige Patientin hat seit Jahren immer wieder Beschwerden in Form von Oberbauchdruck, Sodbrennen, Völlegefühl sowie Fingergelenkschwellungen und Schmerzen. Sie leidet unter Beinkrämpfen und *trockener Haut*.
Im August 1993 erfolgte die Mineral-Analyse im Akerberg-Institut und eine Ernährungsumstellung anhand eines persönlichen Ernährungsplanes.
Innerhalb von zwei Monaten nahm die Patientin zehn Kilogramm an Gewicht ab, sämtliche Verdauungsbeschwerden verschwanden, ebenso die Krampfneigung sowie Schwellung und Schmerzen der Fingergelenke. Auch die Schmerzen bei der Periode waren wesentlich leichter.
Die Patientin gab an, sie habe die Diät zu 70 bis 80 Prozent eingehalten. Eine Kontrolluntersuchung der Mineral-Analyse liegt mir noch nicht vor.
(Arztbericht Dr. M. H.)

Kapitel IV
Langsame und schnelle Verbrenner

Im Jahr 1990 führte ich eine weitere Untersuchung an ca. tausend Personen durch, die ergab, daß ca. zwei Drittel der untersuchten Personen, vor allem Frauen, dem sogenannten langsamen Verbrennungstyp angehören. Das heißt: Der Stoffwechsel arbeitet eher langsam. Müdigkeit, Schlafstörungen, Kopfschmerzen, trockene Haut und viele andere Symptome werden von den Betroffenen besonders häufig beklagt. Käse, Quark und Joghurt werden meist mit Vorliebe verzehrt, Fleisch dagegen seltener. Übergewichtige mit diesem Mineralmuster kämpfen häufig schon jahrelang vergeblich gegen überschüssige Pfunde und ihre Sucht nach Süßigkeiten.
Nur ca. ein Drittel stellten die schnellen Verbrenner, die wiederum einen übertourten Stoffwechsel haben.
Die schnelle Verbrennung, vor allem von Kohlenhydraten, kann auf die Dauer die Leistungsfähigkeit der Zellen überfordern. Die Kohlenhydrate können nur unvollständig verbrannt werden, und körpereigenes Eiweiß wird zunehmend »mißbraucht«, um den scheinbar unersättlichen Energiebedarf der Zellen abzudecken. Nährstoffe verbrennen wie ein Stück trockenes Holz im Kamin. Diese Menschen wissen oft nicht, wohin mit ihrer Energie. Überaktiv, ruhelos, manchmal auch aggressiv und interessanterweise versehen mit einer besonders gut durchbluteten, rosigen Haut, verkörpern sie das Gegenteil des langsamen Verbrenners. Nicht so rosig sieht es allerdings mit den gesundheitlichen Risiken aus, die damit verbunden sind. Besonders oft, vor allem bei Kindern, sind sie von starken Hautallergien, Ekzemen, Neurodermitis und Hyperaktivität geplagt.
Über Befindensstörungen klagen sie kaum, auch wenn ihre Gesundheit nicht selten stärker bedroht ist als die der langsamen Verbrenner.
Zu den erklärten Lieblingsspeisen gehören häufig Brot, Kartoffeln, Teigwaren und ein anständiges Stück Fleisch.

Die schnellen Verbrenner werden von ihrer Umgebung oft als besonders unangenehme Zeitgenossen erlebt, obwohl sie eigentlich gar nichts dafür können. Schließlich ist es nicht ihr Charakter, der überdreht ist, sondern ihr Stoffwechsel.
Die Einteilung in Verbrennungstypen ist so spezifisch wie die spezifischen Stoffwechsel. Aber grob gesehen lassen sich langsame, schnelle, gemischte und normale Verbrenner folgendermaßen unterscheiden:

- Langsame Verbrenner haben relative Überschüsse der Brems-Elemente Calcium und Magnesium gegenüber Natrium und Kalium.
- Schnelle Verbrenner zeigen relative Überschüsse der Energie-Elemente Natrium und Kalium gegenüber Calcium und Magnesium.
- Gemischte Verbrenner haben entweder die Energie-Elemente Natrium und Kalium oder die Bremselemente Calcium und Magnesium gegenüber den jeweils anderen erhöht. Dabei fällt je ein Element aus diesem einfachen Muster heraus, indem es besonders erhöht oder erniedrigt ist.
- Normale Verbrenner haben weitgehend ausgeglichene Mineralverhältnisse.

Der Test – wer sind Sie?

Jetzt möchten Sie vielleicht wissen, zu welchem Typ Sie gehören. Haben Sie schon eine Vermutung?
Wenn ich Menschen zum erstenmal begegne und schon nach kurzer Zeit sicher bin, ob ich einen schnellen oder langsamen Verbrenner vor mir habe, reagieren meine Gesprächspartner meist verblüfft.
»Woran sieht man das denn?« fragen sie irritiert.
Sie brauchen nur einige verschiedene Mineral-Analysen gesehen zu haben, und Sie wissen, wie sich Menschen mit bestimmten Mineralmustern fühlen. Spätestens bei der Frage nach den Ernährungsgewohnheiten rundet sich das Bild.
Im folgenden Text habe ich ein ganzes Bündel von Fragen zusam-

mengestellt, mit deren Hilfe Sie wertvolle Anhaltspunkte finden können, ob Sie selbst derzeit wahrscheinlich eher ein langsamer oder ein schneller Verbrenner sind. Natürlich kann ein solcher Test immer nur eine Vereinfachung sein. Denn wir sind nicht nur »Verbrennungstypen«, und der Stoffwechsel besteht aus mehr als vier Elementen. Zuverlässigen Aufschluß über Ihre aktuelle Stoffwechselsituation – und dazu gehören auch andere lebenswichtige Elemente und giftige Schwermetalle – kann Ihnen letztlich nur eine Mineral-Analyse geben.

In diesem Sinne wünsche ich Ihnen nun viel Spaß bei diesem kleinen Test.

Übrigens: Wenn Sie jetzt noch ein paar Kopien anfertigen, können Sie diesen Test auch gemeinsam mit Ihrer Familie durchführen. Ich garantiere Ihnen, daß Sie Gesprächsstoff für mindestens einen Abend haben werden, wenn Sie Ihre Ergebnisse miteinander vergleichen.

Sind Sie ein langsamer oder ein schneller Verbrenner?

Bitte vergleichen Sie zu jedem der zwanzig Punkte die Aussagen in den Spalten A und B. Kreuzen Sie dann jeweils die Antwort an, die vollständig oder am ehesten von beiden Möglichkeiten zu Ihnen paßt.

A

- ☐ Ich neige zu Akne / Pickel.
- ☐ Ich neige zu Allergien.
- ☐ Ich neige zeitweilig zu dunklen Augenringen.
- ☐ Ich neige zeitweilig zu Augenschwellungen und Tränensäcken.
- ☐ Ich neige zu Dehnungsstreifen.
- ☐ Ich neige zu Falten im Gesicht.
- ☐ Ich habe eine gut durchblutete Haut.
- ☐ Meine Fingernägel sind kräftig.
- ☐ Meine Fingernägel haben Querrillen.
- ☐ Ich habe überwiegend warme Hände und Füße.
- ☐ Ich habe überwiegend fettiges Haar.
- ☐ Ich habe überwiegend trockenes Haar.
- ☐ Ich gerate leicht ins Schwitzen.
- ☐ Ich rege mich leicht auf.
- ☐ Auch wenn ich oft in Eile bin, kann ich viel Arbeit gut wegstecken.
- ☐ Ich fühle mich überwiegend energiegeladen und habe kaum körperliche Beschwerden.
- ☐ Falls Sie Gewichtsprobleme haben ... Meine Gewichtsprobleme zeigen sich oberhalb der Gürtellinie, an meinem Bauch.
- ☐ Mit Streß und Hektik kann ich sehr gut umgehen.
- ☐ Ich esse leidenschaftlich gern Brot.
- ☐ Kartoffeln und Teigwaren mit Sahne.
- ☐ Ich mag durchgewachsene Fleischsorten.

☐ Punkte insgesamt

B

- ☐ 1. Ich neige zu Akne / Pickel.
- ☐ 2. Ich neige zu Allergien.
- ☐ 3. Ich neige zu dunklen Augenringen.
- ☐ 4. Ich neige zu Blässe im Gesicht.
- ☐ 5. Ich neige zu Dehnungsstreifen.
- ☐ 6. Ich neige zu Falten im Gesicht.
- ☐ 7. Ich neige zu blauen Flecken.
- ☐ 8. Meine Fingernägel sind weich.
- ☐ 9. Meine Fingernägel haben Längsrillen.
- ☐ 10. Ich fröstele leicht und habe öfter kalte Hände und Füße.
- ☐ 11. Ich habe manchmal feuchte Hände.
- ☐ 12. Meine Haut ist überwiegend trocken.
- ☐ 13. Ich habe eine Mischhaut.
- ☐ 14. Ich habe feines Haar.
- ☐ 15. Ich esse gern und oft Obst.
- ☐ 16. Ich esse häufig Joghurt oder Quark.
- ☐ 17. Ich schwitze wenig, selbst wenn ich mich körperlich betätige.
- ☐ 18. Ich fühle mich öfter überfordert.
- ☐ 19. Ich schlafe schlecht ein und habe manchmal Schlafstörungen.
- ☐ 20. Falls Sie Gewichtsprobleme haben: – Meine Gewichtsprobleme zeigen sich unterhalb der Gürtellinie, an den Oberschenkeln oder am Po.
- ☐ 21. Ich neige eher zu Blutniederdruck.

☐ Punkte insgesamt

AUSWERTUNG

Wenn Sie mehr Aussagen in Spalte A als in Spalte B angekreuzt haben, sind Sie vermutlich derzeit eher ein **schneller Verbrenner.**

Wenn Sie mehr oder ebenso viele Aussagen in Spalte B wie in Spalte A angekreuzt haben, sind Sie vermutlich derzeit eher ein **langsamer Verbrenner.**

Ihr Ergebnis – eine Konsequenz

Wenn dieser Test dazu beigetragen hat, daß Sie Ihre Ernährungsgewohnheiten »in neuem Licht« sehen, dann ist das wichtigste Ziel schon erreicht.
Nehmen wir einmal an, das Ergebnis Ihrer Mineral-Analyse würde ergeben, daß Sie im Augenblick tatsächlich dem Verbrennungstyp angehören, den Sie im Test ermittelt haben.
Welche Konsequenzen hätte das für die Ernährung?
Hier kann man natürlich nur eine grobe »Richtung« angeben. Die Frage, welche Nahrungsmittel im einzelnen dem Stoffwechsel entsprechen oder nicht, hängt nicht nur vom Stoffwechseltyp ab. Das vorhandene Mineralmuster und das Vorhandensein von Spurenelementen und Schwermetallen bestimmen die Zusammenstellung der Nahrungsmittel.
Der Test hat Ihnen offenbart, welcher Verbrennungstyp Sie sind, jetzt müssen Sie auch Ihre Vorlieben und »Süchte« richtig einordnen. Und diese Vorlieben tun Ihnen gar nicht gut – stellen Sie sie besser eine Zeitlang zurück.
Was für eher langsame Verbrenner heißt:
Vorsicht mit zuviel Milch und Milchprodukten!
Und für eher schnelle Verbrenner:
Vorsicht mit zuviel Brot und Alkohol!

Die Nahrungsmittel, die dem Stoffwechsel »wohl« bekommen, lassen sich, wie gesagt, nur nach Bestimmung des gesamten Mineralmusters, wie es auf Grund der Haaranalyse möglich ist, feststellen. Ohne genaue Kenntnis dieses Mineralmusters sind »Selbstversuche« ebenso riskant wie eine irgendwie einseitige Diät. Ändern Sie bitte Ihre Ernährungsgewohnheiten auf Grund dieses Tests auf keinen Fall für längere Zeit.

Kapitel V
Was Sie brauchen, um sich in Ihrer Haut wohl zu fühlen

Haut und Entspannung

Wer klagt heute nicht über beruflichen und privaten Streß und Überforderung! Nur allzu oft lassen wir uns hetzen, haben wir doch verlernt, die Muße des Augenblicks zu genießen, einfach einmal richtig abzuschalten. Ich denke, so wie man es lernen kann, den Streß zu bewältigen, so kann man auch lernen, sich selbst etwas Gutes zu tun und sich zumindest zeitweilig immer mal wieder ganz bewußt aus der Hektik und Betriebsamkeit des Alltags »auszuklinken«. Wenn wir uns verspannt fühlen, sind nicht nur unsere Muskeln und unsere Haut verspannt und gereizt, sondern auch unsere Seele ist es. Es gibt eine Vielzahl wertvoller Maßnahmen, mit denen Sie über und durch die Haut zur Entspannung des Körpers oder durch eine Entspannung des Körpers auch eine Entspannung der Haut bewirken können. Beispiele sind ein Saunabesuch mit anschließender Massage, Lymphdrainage, das Solarium oder ein Spaziergang in regennasser Luft. Die wichtigste Voraussetzung ist in jedem Fall, daß Sie sich – koste es, was es wolle – diese wertvolle Zeit für sich selbst regelmäßig nehmen. Ich habe zwei Beispiele für völlig verschiedene und leicht zu Hause praktizierbare Formen der Entspannung für Sie ausgewählt, die Ihnen vielleicht einen kleinen Anstoß geben können, sich im positiven Sinne mehr mit sich selbst zu beschäftigen. Nicht nur Ihre Haut wird es Ihnen danken.

Autogenes Training

Unter den zahlreichen modernen Entspannungstechniken erfreut sich bei uns das autogene Training besonderer Beliebtheit. Und dies völlig zu Recht, denn es handelt sich zumindest in der sogenannten Grundstufe um ein innerhalb weniger Wochen erlernbares System

der Ganzkörperentspannung, mit dessen Hilfe sich u. a. Schlafstörungen und Streß sehr wirkungsvoll abbauen lassen. Mindestens zehn Minuten täglich (!) sollten Sie allerdings unbedingt einsetzen, um im Training zu bleiben und die Entspannungszustände nach und nach immer weiter zu vertiefen. Autogenes Training kann man auf verschiedene Weise lernen: Bücher, Kassetten und mehrwöchige Kurse an Volkshochschulen oder bei erfahrenen Therapeuten werden sicher auch in Ihrer näheren Umgebung angeboten. Ein Kurs unter persönlicher Anleitung, bei dem man über die erlebten Körpererfahrungen sprechen kann, scheint mir besonders geeignet. Einen solchen Kurs kann ich an dieser Stelle natürlich nicht ersetzen. Vielleicht gelingt es immerhin, Sie auf den Geschmack zu bringen.
Die Entwicklung des autogenen Trainings geht ins vergangene Jahrhundert auf Beobachtungen des Mediziners Johannes H. Schultz zurück. Er stellte bei den von ihm behandelten Hypnose-Patienten fest, daß sie immer wieder von Körperempfindungen wie Schwere, Wärme und einer gewissen Kühle des Kopfes während der Hypnose berichteten. Schultz ging der physiologischen Reihenfolge dieser Empfindungen näher auf den Grund und prägte später den Begriff der »organismischen Umschaltung«. Dabei ist die erste Empfindung die der Gliederschwere, der sich eine intensive Wärmeempfindung in Armen und Beinen anschließt. Dieser folgt eine angenehme Kühleempfindung auf der Stirn und eine Beruhigung der Herz-Kreislauf- und Atemfunktionen. Im Unterschied zur Hypnose können diese Zustände mit Hilfe sogenannter Vorsatzformeln, die man innerlich mehrfach wiederholt, sozusagen im Selbsttraining immer weiter vertieft werden.
Vor Beginn der ersten Übung sollten Sie sich auf einen Stuhl setzen und die Arme locker auf die Oberschenkel legen. Der Kopf ist dabei mit geschlossenen Augen leicht und entspannt nach vorne geneigt. Anfängern fällt es häufig leichter, sich (auf einer weichen Decke) auf dem Boden liegend dem Training hinzugeben. Legen Sie sich auf den Rücken, und lassen Sie die Arme leicht angewinkelt neben dem Rumpf liegen. Schließen Sie, bevor Sie mit der ersten Vorsatzformel beginnen, die Augen, und stellen Sie sich vor, Sie seien an einem ruhigen Strand oder auf einer Waldwiese. Wählen Sie das Bild, das Sie am ehesten mit angenehmer Ruhe verbinden.

Solche Vorsatzformeln könnten so heißen:

- Der linke Arm wird ganz schwer (sechsmal, mit Pausen dazwischen),
- Der rechte Arm wird ganz schwer (wie zuvor).
  Sobald die Schwere empfunden wird, kann man das Gefühl der Wärme hinzufügen:
- Der linke Arm wird ganz schwer und warm,
- Der rechte Arm wird ganz schwer und warm.

Ein Problem taucht offensichtlich anfänglich stets auf: Man läßt sich weniger gehen, man wartet vielmehr angestrengt auf die Umsetzung der Vorsatzformeln. Vergleichbar der Situation, die wir, glaube ich, alle kennen, wenn wir abends nicht einschlafen können und uns ständig einreden, wir wollten doch jetzt endlich schlafen. Haben Sie etwas Geduld, und »lassen Sie die Empfindungen zu«.
Licht, Geräusche und ständig »weglaufende Gedanken« sind anfänglich ebenfalls ein Hindernis. Deshalb sollten Sie sich eine zusätzliche Hilfsformel in Ihr Programm einbauen, die Sie zwischen die Schwere- und Wärmeempfindungsformeln immer wieder einmal einschieben, wie »Geräusche und Gedanken sind weit weg«.
Gerade am Anfang Ihrer Übung sollten Sie nicht ungeduldig werden, wenn sich die gewünschten Empfindungen nicht gleich oder in der gewünschten Tiefe einstellen. Da hilft nur regelmäßiges und geduldiges Üben. Drei bis fünf Minuten täglich sind für den Anfang genug.
Vielen Menschen mit Einschlafstörungen gelingt es mit Hilfe des autogenen Trainings wesentlich leichter, abends einzuschlafen. Sollten Sie allerdings nach Ihrer Trainingseinheit noch etwas vorhaben, vergessen Sie nicht, sich am Ende der Trainingszeit wieder »zurückzunehmen«. Dies geschieht wiederum mit Hilfe einer Vorsatzformel wie: »Wenn ich die Augen aufmache, bin ich hellwach und munter.« Wenn Sie dann die Augen öffnen, sollten Sie gleichzeitig die zuvor entspannten Muskeln einmal kurz und kräftig anspannen. Wenn Sie dieses »Zurücknehmen« vergessen, werden Sie die bleierne Schwere in Armen und Beinen so schnell nicht wieder loswerden.
Während des autogenen Trainings wurden Messungen an der Haut durchgeführt und eine Korrelation zwischen den Gefühlsmomen-

ten und einem deutlich verminderten elektrischen Hautwiderstand und einer wesentlich stärkeren Durchblutung festgestellt.
Für eine durchaus interessante Alternative halte ich die sogenannten »Brain-Machines«, die in letzter Zeit viel von sich reden machten. Da hier ganz individuelle Wirkungen beobachtet wurden, sind in jedem Fall vor einem Kauf eines der meist recht teuren Geräte eine oder mehrere Probesitzungen sinnvoll.

Die heilende und beruhigende Kraft der Kräuter

Seit Jahrtausenden kennt der Mensch die wohltuende Wirkung aromatischer Essenzen. Naturheilkunde und Kosmetik leben seit Urzeiten von pflanzlichen Extrakten. König Salomon soll – der Überlieferung nach – sein Bett mit Aloe, Myrrhe und Zimt besprengt haben, bevor er sich zur nächtlichen Ruhe begab. Es heißt, daß die ägyptische Königin Kleopatra den wohl größten »Balsam-Garten« ihrer Zeit besessen hat, in dem sie die natürlichen Grundlagen für ihre Schönheit hegte und pflegte. Legenden und Mythen ranken sich um zahllose Kräuter und Blumen. Verführungs- und Heilkraft wird ihnen dabei gleichermaßen immer wieder zugesprochen. Auch uns ist eine Vielzahl pflanzlicher Extrakte u. a. in Form von ätherischen Ölen leicht zugänglich. Ätherische Öle bewahren sozusagen die Essenz der Pflanze, ihren Charakter und ihre Seele. Nicht nur als Zugabe zu kosmetischen Präparaten, sondern auch pur können diese ätherischen Öle, die Sie nach Ihrem ganz persönlichen Geschmack miteinander kombinieren können, zu einem besonders intensiven Dufterlebnis werden; sie können auch anregend oder beruhigend, heilungsunterstützend und vieles andere mehr sein. Eine wundersame Wirkung läßt sich erzielen, wenn Sie ätherisches Öl oder eine Mischung in ein Schälchen mit Wasser geben und erhitzen, so daß die leicht flüchtigen Essenzen sich verbreiten können. Besonders hautnah wird die Duft-Entspannung, wenn Sie die ätherischen Öle einem beruhigenden Ölbad (kein Schaumbad!) beigeben. Machen Sie es sich bequem, nehmen Sie sich Zeit und Ruhe, lassen Sie sich in die Welt der beruhigenden Düfte entführen.

Düfte und ihre Wirkungen

Anis	krampflösend und leicht anregend
Bergamotte	die Grundsubstanz von Kölnisch Wasser, wirkt befreiend nicht nur auf die Atemwege
Geranium	(hat nichts mit Geranien zu tun) süßlich, dem Rosenduft ähnlich, regt alle Sinne an
Jasmin	beruhigend, krampflösend, hebt die Stimmung, dezent blumiger Duft
Kamille	beruhigend und krampflösend, stimuliert die Körperabwehr
Lavendel	entspannend, hellt die Stimmung auf und beruhigt
Mandarine	frischer, aromatischer Duft
Melisse	beschwingend und beruhigend zugleich
Myrrhe	beruhigend
Rose	antidepressiv, entspannend und schmerzlindernd
Sandelholz	mild exotischer Duft
Veilchen	hebt die Stimmung
Zypresse	entkrampfend und exotisch

Haut und Bewegung

Es gibt wohl kaum ein besseres Mittel, den Stoffwechsel so richtig in Schwung zu bringen, als regelmäßige sportliche Betätigung. Die Forderung, man müsse mindestens einmal täglich so richtig ins Schwitzen kommen, hat mindestens drei gute Gründe.

Vom Schwitzen, Ausschwitzen und Muskeltraining
Schwitzen regt die Durchblutung der Haut an. Sauerstoff und Nährstoffe können vermehrt in die Haut transportiert und Schlackenstoffe abtransportiert werden. Die Zellneubildung wird stimuliert.
Verstärktes Schwitzen unterstützt die Ausschleusung belastender Stoffwechselprodukte aus dem Körper.
Schwitzen fördert den vermehrten Abbau von Unterhautfettgewebe, eine wirkungsvolle Vorbeugung gegen die Entstehung sogenannter Problemzonen.

Weitere Effekte auf die Haut hängen vor allem von der Art der körperlichen Aktivität ab.
Eine Kräftigung der Muskulatur z. B. kann gezielt an den Stellen vorgenommen werden, wo eine Gewebsstraffung erwünscht ist. So kann etwa ein regelmäßiges Training der Brustmuskulatur das Erscheinungsbild des Busens sehr positiv beeinflussen. Beine und Po sind Körperregionen, denen vor allem die Damen verstärkte Aufmerksamkeit widmen.
Eine geradezu klassische und ebenso wirksame Übung sind die guten alten Kniebeugen. Wenn Sie bei mehr als zwanzig nicht mehr aus der Puste geraten, erschweren Sie die Übung, z. B. indem Sie ein schweres Buch in beide Hände nehmen und es im Nacken hochhalten, und nun weitermachen. Oberschenkel- und Pomuskulatur werden es Ihnen danken, auch die Haut wird gleichzeitig fester und schöner.
Um Ihre Waden zu kräftigen, machen Sie folgende einfache Übung: Richten Sie sich, mit den Fingerspitzen an eine Wand oder im Türrahmen gestützt, zwanzig bis dreißig Mal auf den Zehen auf, die Beine bleiben gestreckt.
Um die Bauchmuskeln zu kräftigen und damit auch der darüberliegenden Haut mehr Spannung zu verschaffen, machen Sie eine Bodenübung. Legen Sie sich mit dem Rücken auf den Boden, legen Sie sich ein Kopfkissen unter den Kopf. Die Beine werden angewinkelt und auf einen niedrigen Stuhl oder auf die Couch gelegt und dort fixiert. Am einfachsten ist es, wenn sich eine andere Person auf Ihre Beine setzt. Legen Sie nun die Hände mit den Fingerspitzen seitlich an den Kopf, und richten Sie den Körper langsam (!) auf. Lassen Sie sich anschließend ebenso langsam wieder in die Ausgangslage zurücksinken. Achten Sie unbedingt darauf, daß Sie bei dieser Übung den Oberkörper, bzw. die Wirbelsäule immer leicht nach vorn gebeugt halten. Das fällt leichter, wenn Sie das Kinn zur Brust neigen. Sobald Sie merken, daß Sie ins Hohlkreuz fallen, sollten Sie diese Übung unbedingt abbrechen, Rückenschmerzen wären die Folge.
Alle Formen von Ausdauerbelastung sind vor allem dem Herz-Kreislauf-System und somit auch der Durchblutung der Haut förderlich. Joggen gehört zwar mittlerweile zu den beliebtesten Ausdauersportarten, birgt aber ein orthopädisches wie kardiologisches Risiko

in sich; Joggen muß gelernt sein. Schwimmen, schnelles Gehen und Radfahren sind wesentlich unproblematischer. Beim Schwimmen und Radeln unterstützen uns das Wasser bzw. der Rollwiderstand der Räder, indem sie große Teile des bewegten Körpergewichts »abfangen«. Natürlich können Sie sich auch hier anfangs einen gehörigen Muskelkater zuziehen, wenn Sie mit zuviel Ehrgeiz an die Sache rangehen. Sie sollten – möglichst ohne besonders stark aus der Puste zu kommen – zunächst einmal versuchen, zehn bis fünfzehn Minuten an einem Stück zu »arbeiten«, dabei spielt die Geschwindigkeit vorerst einmal keine Rolle. Trainieren Sie möglichst mindestens zweimal pro Woche, bis sich die ungewohnten Bewegungsabläufe eingeschliffen haben. Erst dann sollten Sie die Trainingsdauer auf etwa eine halbe Stunde zwei- bis dreimal wöchentlich steigern und ein wenig mehr auf die Intensität der Belastung achten. Als Faustregel kann gelten, daß die Pulsfrequenz mindestens 120 bis 130 Schläge pro Minute über die Dauer der Belastung betragen sollte, damit das Herz-Kreislauf-System profitieren kann. Im Wasser kann die Pulsfrequenz auch etwas niedriger sein. Machen Sie zwischendurch einfach immer mal wieder einen Stopp, und fühlen Sie am Handgelenk oder der Halsschlagader, wie oft Ihr Herz innerhalb von 10 Sekunden schlägt. Das Ergebnis multiplizieren Sie mit sechs, und Sie haben Ihre aktuelle Pulsfrequenz. Die Obergrenze der Arbeitsintensität läßt sich getreu dem Motto »Laufen ohne zu Schnaufen« beschreiben. Sie sollten sich immer noch mit Ihrem Trainingspartner unterhalten können.
Bevor Sie nach dem Sport zur kühlenden Erfrischung greifen, sollten Sie erst einmal »ausschwitzen« und sich duschen, da die im Schweiß befindlichen sauren Stoffwechselprodukte keine Möglichkeit bekommen sollten, die Schutzschicht der Haut angreifen zu können. Verwenden Sie möglichst rückfettende Pflegemittel, um einem Austrocknen der Haut vorzubeugen.

Massage von Reflexzonen

Eine besondere Art der Massage, die vermutlich aus dem alten China stammt. Sie basiert auf der Vorstellung, die ich teile, daß die inneren Organe des Körpers mit ganz bestimmten Zonen in Händen und Füßen in Verbindung stehen.

Durch gezieltes Reiben und Drücken dieser Reflexzonen läßt sich das Nervensystem und das jeweils korrespondierende Organ beeinflussen. Entspannende und durchblutungsfördernde Effekte werden immer wieder beobachtet.
Alltagsbeschwerden wie Kopfschmerzen, Magendrücken oder Verspannungen kann man auf diese Weise hervorragend in den Griff bekommen.
Auch wenn Massageprofis darauf schwören, die Wirkung sei um so größer, je mehr Druck auf die Reflexzonen ausgeübt wird, rate ich dem Ungeübten von dieser Praxis unbedingt ab. Zu einer leichten Hautrötung sollte es allerdings schon kommen. Aber die erreichen Sie auch, wenn Sie statt intensiver zu drücken lieber etwas geduldiger massieren.
Es dauert eine Weile, bis Sie genau »die richtige Stelle« erwischen, aber Übung macht den Meister. Sie können natürlich auch Ihren Partner massieren, aber bitte erst, wenn Sie's können.
Massageöl oder andere Mischungen ätherischer oder Kräuteröle sind nicht nur besonders wohltuend, sie erleichtern auch die Massage. Ein Entspannungsbad, das Sie sich zusätzlich gönnen, fördert die Wirkung erheblich.

Wenn die Haut älter wird

Der Traum von der ewigen Jugend ist so alt wie die Menschheit selbst. Das Wunschbild jugendlicher Haut ist der Hauptakteur. Fest, glatt, elastisch und geschmeidig, makellos und möglichst auch noch sonnengebräunt soll die Haut sein, so das Schönheitsideal unserer Tage. In der Tat kann jeder eine Menge dafür tun, daß seine Haut ein Leben lang attraktiv aussieht. Davon wird noch die Rede sein. Nicht verhindern läßt sich allerdings der natürliche Alterungsprozeß unseres Körpers, dem natürlich auch die Haut unterliegt. Zeitlebens befindet sich die Haut in einem Zustand der permanenten Erneuerung ihrer Zellen. Dabei spiegelt das Aussehen der Haut immer auch den Zustand des gesamten Stoffwechsels wider. Erkrankungen dieses äußerst sensiblen Organs sind immer auch ein Ausdruck für körperliche und seelische Ungleichgewichte. Je nachdem wie ausgeprägt die Ungleichgewichte sind und wie lange sie bestehen, können sie auch erheblichen Einfluß auf den Alterungsprozeß der Haut nehmen. So ist es auch zu erklären, daß manche Menschen sich trotz unvermeidlicher alterungsbedingter Veränderungen bis ins hohe Alter eine jugendliche Ausstrahlung und ein gesundes Hautbild erhalten und andere schon in recht jungen Jahren »alt« aussehen.

Betrachten wir einige der wesentlichsten Veränderungen, zu denen es mit zunehmendem Alter in der Haut kommt:

Die Haut bildet einen der wichtigsten Wasserspeicher des Körpers. Ein hoher Prozentsatz des Körperwassers wird in der Haut gespeichert. Mit zunehmendem Alter geht dieser Anteil mehr und mehr zurück. Dies ist vor allem durch eine Veränderung der Zellstrukturen zu erklären. Das Wasserbindevermögen der Gerüsteiweißstoffe Kollagen (grch. Leim) und Elastin reduziert sich. Gleichzeitig verliert das Elastin mit zunehmendem Alter die Fähigkeit, ausreichend Sorge für die elastische Spannkraft der Haut zu tragen, weil es, ähnlich wie in den Blutgefäßen, zu Ablagerungen von Fett und Calcium an den Elastinfasern kommt. Dieser Effekt läßt sich übrigens durch eine gezielt zusammengestellte Ernährung, die solchen Ablagerungen wirksam vorbeugt, deutlich reduzieren, so daß die Haut auch bis ins hohe Alter elastisch und gut »unterfüttert« bleiben kann. Dennoch ist das Wasserbindevermögen der Haut des alten Menschen gegenüber einem kleinen Kind um mehr als die Hälfte reduziert. Auch die Talgproduktion nimmt ab dem 30. Lebensjahr mehr und mehr ab. Vor allem Frauen ab dem 50. Lebensjahr erleben auf Grund der hormonellen Umstellung einen deutlichen Rückgang der Talgproduktion. Daß die »ersten Falten« zunächst im Gesicht auftreten, ist ganz einfach dadurch zu erklären, daß das Gesicht den Einflüssen des Lichts ganz besonders stark ausgesetzt ist. Vor allem die UV-Strahlung der Sonne (aber auch von Sonnenbänken!) beschleunigt den Alterungsprozeß, da sie zu einer noch rascheren Umbildung des Kollagens beiträgt.

All diese altersbedingten Veränderungen lassen sich durch eine gezielte Hautpflege zwar nicht stoppen, in ihren Auswirkungen jedoch einschränken. Dazu gehört das Gleichgewicht von Stoffwechsel und Psyche, die Ernährung von innen wie das Meiden hautfeindlicher Einflüsse von außen. Faustregel ist: Je jünger die Haut, desto eher verzeiht sie Behandlungsfehler. Je länger sie jedoch »schlecht behandelt« wird, desto gravierender sind ihre Signale. Die Antwort wird uns zu schaffen machen.

Kapitel VI
Hautveränderungen von A–Z

Abschürfungen

Hautabschürfungen stellen eine Verletzung der obersten Hautschichten dar, bei denen es zwar nicht zu nennenswerten Blutgefäßverletzungen kommt, die nässende Wundoberfläche aber Ziel für von außen kommende Keime und Fremdkörper ist. Je nach Ausmaß der Verletzung und im Zweifelsfall sollte ein Arzt zu Rate gezogen werden, der eine Reinigung und gegebenenfalls die Desinfektion der Wunde vornimmt.
Anders als kleinere, blutige Fleischwunden, die häufig schon nach ein bis zwei Tagen verschorfen und gegenüber der Umwelt »abgeschirmt« sind, können Hautabschürfungen längere Zeit zur Abheilung benötigen. Wundheilungsstörungen sind in der Regel durch nachträgliche Entzündungen zu erklären.
Stark nässende Wunden sollten nicht in direkten Kleiderkontakt kommen, weil so Entzündungen provoziert werden können. Die betroffenen Hautstellen bleiben unbedeckt oder werden durch einen keimfreien Verband geschützt (mindestens zweimal täglich wechseln). Eine regelmäßige Reinigung der Wunde ist nötig. Körpereigene Stoffe und Zersetzungsprodukte der aufgetragenen Creme oder Lotion begünstigen Entzündungen.
Öl-in-Wasser-Emulsionen mit einem hohen Wassergehalt sind nicht nur leichter aufzutragen, sie lassen sich auch besser mit wäßrigen, milden Reinigungssubstanzen reinigen, wie Kamillentee oder Syndets mit hautpflegenden und entzündungshemmenden Zusätzen wie D-Panthenol, Vitamin E, Alpha-Bisabolol, Aloe-vera-Gelee, entfernen. Bei der Anwendung von alkoholhaltigen Substanzen ist Vorsicht geboten, da sie zu Irritationen führen können; das gilt nicht für die Reinigung von frischen Wunden und Desinfektion.

Die Äderchenhaut oder Couperose

Kleinste Blutgefäßverästelungen in der Oberhaut, die bevorzugt im Gesicht (Wangen, Nase) in dunkler Verfärbung sichtbar werden, bezeichnet man als Couperose oder, weniger medizinisch ausgedrückt, als Äderchenhaut. Häufig läßt sich das erst bei näherem Hinsehen im Spiegel erkennen. Einige dieser feinen Blutgefäße sind gelegentlich auch sichtbar erweitert bzw. aufgeplatzt. Bei starken Rauchern findet sich die Äderchenhaut u. a. im Bereich der Fußknöchel, wo sie als Vorbote des sogenannten »Raucherbeins« gelten kann.

Die Ursachen für das Auftreten der Äderchenhaut liegen vermutlich in einer mangelhaften Sauerstoffversorgung der Blutgefäße, die u. a. durch starke Hitze- oder Kälteeinwirkung von außen, aber auch durch übermäßigen Alkoholkonsum begünstigt werden kann. Vor allem ältere Menschen mit einer »dünneren« Haut sind von der Äderchenhaut, die für sich genommen keine gesundheitliche Bedrohung darstellt, betroffen.

Ein völliges Verschwinden der Hautveränderungen ist in den Fällen, wo die Äderchenhaut sich über einen mehrjährigen Zeitraum gebildet hat, kaum möglich, obwohl man durch ein Vermeiden der Ursachen (Rauchen, Alkohol) eine Besserung im Sinne eines Rückgangs der Hautverfärbung erreichen kann. In diesen Fällen ist, zumindest im Gesicht, ein abdeckendes Make-up das letzte Mittel.

Allerdings können zum Beispiel adstringierende, das heißt die Haut zusammenziehende Substanzen (etwa Menthol, Allantoin) und/oder durchblutungsfördernde Cremes eine gewisse Wirkung erzielen. Auch entsprechende Gesichtsmasken (zum Beispiel mit Aloe vera), Kalt- und Warmwasseranwendungen, Massage sowie sportliches Training, bei dem Sie regelmäßig ins Schwitzen kommen und gleichzeitig die Sauerstoffversorgung der Zellen in Schwung bringen, sind hilfreich.

Menschen mit empfindlicher Haut, die sich in extreme klimatische Bedingungen begeben, sollten dem Hautschutz besondere Aufmerksamkeit schenken.

Akne

Was ist Akne? Die bekannteste Form dieser von Betroffenen häufig als psychisch belastend empfundenen Hautveränderung ist die sogenannte Akne vulgaris, die meist während der Pubertät auftritt. Vor allem im Gesicht, aber auch im Nacken, auf Brust und Rücken, manchmal auch im Genitalbereich, kommt es dabei zur Bildung von Komedonen, Knötchen und Pusteln, die häufig gleichzeitig entzündet sind. Fast 80% der Fünfzehn- bis Dreißigjährigen sind von Akne betroffen.
Wie kommt es zu Akne? Akne geht häufig mit einer übermäßigen Talgproduktion der Haut einher. Gleichzeitig verhornt die Oberhaut besonders stark (vermehrte Keratinbildung). Für die übermäßige Talgproduktion der Haut wird vielfach eine erhöhte Produktion des männlichen Hormons Testosteron verantwortlich gemacht, das bei Jungen und Mädchen gleichermaßen vermehrt während der Pubertät gebildet wird.
Anhand der Haaranalysen ließ sich feststellen, daß in den meisten Fällen ein Kupfer-Zink-Ungleichgewicht vorliegt. Die Kupferspiegel bei Jugendlichen unter zwanzig Jahren waren im Vergleich zu denen anderer Altersgruppen immens erhöht. Unumstritten ist, daß vielfältige Faktoren wie eine ungünstige Nahrungszusammenstellung, äußere Einwirkungen (z. B. starke Chemikalien), Medikamente usw. den Ausbruch der Akne begünstigen können. Für mich ist zumindest eine über mehr als einige Wochen andauernde Akne Ausdruck ernstzunehmender Stoffwechselstörungen, die nicht allein äußerlich behandelt werden sollten.
Komedone, Pickel, Pusteln: Der Volksmund bezeichnet sie als Mitesser. Ihr äußeres Kennzeichen ist eine »schwarze Kappe«. Darunter befindet sich ein mehr oder weniger verhärteter, Talgpfropfen. Der von der Talgdrüse gebildete Talg kann nicht mehr an die Oberhaut abfließen, und so entsteht ein Druck, der sich sowohl in Richtung Hautoberfläche als auch Hautinneres richtet. Der Haarfollikel beult sich regelrecht aus. In der Folge kann es zu einem Aufbrechen des Follikels in tieferen Hautschichten kommen, was durch das Ausdrücken solcher Mitesser begünstigt wird. Der dabei ausgeübte Druck läßt nicht nur den Talgpfropf austreten, sondern kann auch

die Follikelwand im Hautinneren schädigen. Die Folge ist eine entzündliche Fremdkörperreaktion, die zur Bildung von Akneknötchen führt und die Haut für jede Art von Fremdkeimen, die weitere Entzündungen auslösen können, besonders empfindlich macht. Solche Entzündungen führen dann zur Entstehung von Aknepusteln (mit »gelben Kappen«), die wiederum die Entstehung von Furunkeln, Abszessen und Zysten mit unschöner Narbenbildung nach sich ziehen können. Je ausgeprägter die entzündlichen Vorgänge, desto wahrscheinlicher ist eine gleichzeitig vorhandene Schwäche der körpereigenen Abwehr.

Für die meisten Menschen ist Akne so etwas wie unreine Haut. Die Vorstellung ist nicht ganz abwegig. Allerdings darf nicht behauptet werden, Menschen, die unter Akne leiden, seien, was die Körperhygiene betrifft, besonders nachlässig. Umgekehrt wird schon eher »ein Stiefel« daraus. Menschen, die unter Akne leiden, sollten Körperhygiene ganz besonders ernst nehmen, da die natürlichen Abwehrmechanismen der Haut mehr oder weniger stark geschwächt sind. Trotz größtmöglicher Bemühungen in dieser Hinsicht, ist der Kampf gegen Akne oft aussichtslos. In diesem Fall sollte man die Ursachen nicht unter Selbstvorwürfen suchen. Dennoch ist Körperhygiene oberstes Gebot. Akne ist wie viele andere Hautveränderungen auch ein deutliches Signal für Entgleisungen des Gesamtstoffwechsels, die nicht durch das Kurieren von Symptomen behoben werden können. Von zentraler Bedeutung ist die Ernährung. Verschiedenste Diätempfehlungen wurden in der Aknebehandlung schon mit mehr oder weniger großem Erfolg angewandt. Als Risikofaktor ersten Ranges gelten dabei Süßigkeiten aller Art. Alles in Ordnung, aber nicht ausreichend. Eine Umstellung des gesamten Stoffwechsels erfordert mehr als das Meiden von Süßigkeiten oder von scharfen Gewürzen. Dazu das Beispiel eines sechzehnjährigen Jungen, dessen Eltern mir sechs Wochen nach der Ernährungsumstellung auf Grund der Mineral-Analyse folgendes schrieben:

»Sie glauben nicht, was es für uns und unseren Jörg bedeutet, daß die Umstellung der Ernährung schon nach zwei Wochen sämtliche Entzündungen im Gesicht zum Verschwinden brachte. Sein Hautbild hat sich wesentlich gebessert, und das hat ihm wieder seine Lebensfreude zurückgegeben. Nach allem, was wir schon versucht haben, hat Ihre Methode nun endlich funktioniert.«

Nun ist die Umstellung der Ernährung durchaus nicht als »Aknemittel« gedacht, aber immerhin konnte ein Absenken des Kupferhaarspiegels auch hier offenbar die körpereigenen Abwehrkräfte stärken und damit der Akne sozusagen von innen Paroli bieten.

Bekämpfung der Akne auf der Haut: Das Mittel erster Wahl stellt, wie schon erwähnt, eine aufmerksame Körperhygiene dar. Dazu gehört: Drücken Sie keine Pickel oder Mitesser aus! Lassen Sie die Hände, auch wenn es schwerfällt, überhaupt besser weg, meiden Sie Berührungen. Meiden Sie den Kontakt mit anderen Keimträgern wie Kopfhaaren, Kugelschreibern und dergleichen.

Hände weg von Alkaliseifen! Reinigen Sie die Haut, immer wenn sie übermäßig verfettet ist, mit sanften, speziellen Aknepflegemitteln (Reinigungslotionen usw.). Auch desinfizierende (Alkohol) und adstringierende Zusätze (wie Allantoin) schützen vor Bakterien und vermitteln gleichzeitig ein angenehmes Hautgefühl.

Bei Akne am Körper sollten Sie nur Baumwollunterhemden tragen und diese täglich wechseln.

Führen sie ein- bis zweimal wöchentlich ein sanftes Haut-Peeling (zum Beispiel mit Mandelkleie oder Meersand) durch, um die oberste Hornschicht der Haut zu entfernen und damit auch den Talgfluß zu verbessern. Hautbezirke mit hartnäckigem Aknebefall sollten Sie, bevor es zu einer Verstopfung kommt, mit speziellen Pflegemitteln aufweichen. Auch Gesichtsdampfbäder können hier hervorragende Dienste tun.

Von aluminiumhaltigen Reinigungspräparaten, die unter anderem einen adstringierenden Effekt haben, rate ich grundsätzlich ab. Dasselbe gilt für stark kupferhaltige Reinigungs- und Pflegemittel. Zinkhaltige Salbenzubereitungen sollten nur eingesetzt werden, wenn sie spätestens nach zwei Wochen spürbare Erfolge bringen. In keinem Fall dürfen sie jedoch länger als vier Wochen angewendet werden.

Eine Paste aus Gelbwurz- und Sandelholzpulver drei- bis viermal wöchentlich auftragen und eine halbe Stunde auf der Haut einwir-

ken lassen. (Jeweils einen halben Teelöffel der beiden Substanzen mit Wasser auflösen, bis eine pastenförmige Konsistenz vorliegt.)
Ringelblume, Aloe vera, Kamille, Salbei, Thymian, Vitamin A, Vitamin D, Vitamin E, Schwefel und Teer sind nur einige von vielen Stoffen, die als Bestandteil entsprechender Hautpflegemittel bei Akne angezeigt sind und zur Verbesserung des Hautbildes beitragen. Vermeiden Sie die Verwendung stark parfümierter Pflegemittel – das Parfüm ruft nur weitere Hautreizungen hervor. Reine Hautöle sollten nie auf befallene Hautstellen aufgetragen werden (auch nicht wenn sie aus der Apotheke stammen).
Durch UV-Bestrahlung (Sonne, Sonnenbank) läßt sich ein »Schäleffekt« mit gleichzeitiger Desinfektion erzielen. Aber bitte nicht übertreiben, da die Haut sonst noch mehr gereizt wird.
Natürlich müssen Sie nicht gänzlich auf Schminke verzichten. Erkundigen Sie sich im Fachhandel nach geeigneten Präparaten. Hier hilft letztlich allerdings nur die Devise: Probieren geht über studieren.

Fallbeispiel

Im Alter von 17 Jahren trat bei der Patientin eine *Akne vulgaris* auf. Die Behandlung dieser Akne bestand zunächst in der Applikation von »Steinkohlenteer-, Salicyl-, Hexachlorophen- und Estradiol-haltigen Salben, Tinkturen und Lösungen. Der Erfolg war gering. Danach wurde sie mit wechselnden antibiotischen Mitteln behandelt bis zum Alter von 24 Jahren, wo diese Mittel wegen Magen- und Darmunverträglichkeit abgesetzt werden mußten. Danach wurde eine hormonelle Behandlung eingeleitet, die jedoch ebenfalls wieder abgesetzt werden mußte. Nach Absetzen der Hormone kam es zu einer schweren Verschlimmerung der Akne, wobei auch die sonst den Krankheitsverlauf kennzeichnenden Phasen der Besserung weggefallen sind. Die Patientin sah immer derart schlecht aus, daß sie das Haus nicht mehr verließ und in eine

starke Depression verfiel. Schließlich hörte sie von der Stoffwechsel-Harmonisierung und entschloß sich, diese durchführen zu lassen. Schon nach kurzer Zeit trat Besserung ein, die im Laufe der Zeit immer weiter fortschritt und zur völligen Abheilung der Akne führte. Die Patientin hat nur eine einzige Analyse durchführen lassen, die Akne ist verschwunden. Wenn die Patientin jedoch »unerlaubte« Dinge zu sich nimmt, tritt sie – in schwacher Form – sofort wieder auf. Hält sie ihre »richtige« Ernährung jedoch wieder ein, so verschwinden die Akneerscheinungen jedoch auch wieder binnen weniger Tage.
Arztbericht
H. L.

Allergien

Die Zahl der Menschen, die heute auf verschiedene Substanzen in der Umwelt oder der Nahrung »allergisch« reagieren, hat in den letzten Jahren deutlich zugenommen. Vom Heuschnupfen über Exzeme bis hin zum Bronchialasthma reichen die Symptome und können individuell mehr oder weniger heftig ausfallen.
Was sind Allergien? Vereinfacht gesagt sind Allergien nichts anderes als eine krankmachende Überempfindlichkeit gegenüber bestimmten Substanzen, die durch eine überschießende Reaktion des körpereigenen Immunsystems gekennzeichnet ist.
Was geschieht bei einer allergischen Reaktion? Unser Körper reagiert auf Eindringlinge, die über die Haut, die Lunge oder den Verdauungstrakt in den Körper gelangen können, mit der Bildung von Abwehrstoffen, die zum Beispiel Viren, Bakterien, Pilze oder giftige Stoffe ausschalten sollen. Das Immunsystem des Allergikers, bzw. ein bestimmter Typ von »Freßzellen«, hält auch an sich harmlose Stoffe, nachdem sie einige Male in den Körper eingedrungen sind, für feindlich und beginnt, sogenannte Antikörper gegen diese Ein-

dringlinge zu bilden. Nach einiger Zeit – man spricht hier auch von der Phase der Sensibilisierung – sind die an sich harmlosen Stoffe für den Allergiker zu sogenannten Allergenen geworden, d. h, sie vermögen Allergien auszulösen.
Eine wichtige Rolle bei der mehr oder weniger heftigen allergischen Reaktion, die in den verschiedensten Körpergeweben auftreten kann, spielt das von den Zellen produzierte Histamin. Histamin ist ein stark durchblutungsfördernder Stoff, der entzündungsähnliche Rötungen und Schwellungen hervorruft. Besonders empfindlich reagieren die Schleimhäute, so daß zum Beispiel die laufende Nase und die verquollenen Augen zu den besonders lästigen Begleiterscheinungen von Allergien zählen.
Die meisten akuten allergischen Reaktionen klingen innerhalb von Stunden bis Tagen nach dem Kontakt mit dem auslösenden Allergen wieder ab und hinterlassen in der Regel keine bleibenden Schäden. Andere allergische Leiden können durchaus chronisch sein und sollten in jedem Fall von einem Arzt untersucht werden. Beispiele sind chronische Exzeme, Neurodermitis und verschiedene Darmentzündungen.
Von den Allergien zu unterscheiden, wenn auch in ihren Auswirkungen nicht weniger unangenehm, sind einfache Unverträglichkeitsreaktionen, wie sie zum Beispiel gegenüber bestimmten Nahrungsbestandteilen, wie etwa Farb- und Konservierungsstoffen, auftreten.
Als Ursachen für Allergien werden Erbfaktoren und in jüngster Zeit auch vielfältige Umwelteinflüsse diskutiert. Meine eigene langjährige Erfahrung zeigt, daß das Auftreten von Allergien häufig als ein Signal umfassender Ungleichgewichte des Stoffwechsels interpretiert werden kann, die durch eine Ernährungsumstellung auf der Grundlage einer Mineral-Analyse am wirkungsvollsten zu beheben sind. In diesem Zusammenhang können auch Schwermetallbelastungen, die häufig bei Allergikern zu beobachten sind, zuverlässig abgebaut werden. Eine gezielte Ernährungsumstellung empfiehlt sich vor allem, wenn neben den Allergien gehäuft Infekte und/oder psychische Befindensstörungen auftreten. Folgende Beispiele sollen meine Ansicht belegen; sie zeigen, welchen Einfluß eine speziell angepaßte Ernährung auch auf das Krankheitsbild Allergie hat.

Fallbeispiel

Die Patientin, 46 Jahre alt, hat seit mehr als acht Jahren eine *polyvalente Allergie*. Die Symptome sind vielfältig und zeigen sich besonders an Haut und Schleimhäuten; so waren u. a. die Augen und die Nase zugeschwollen. An Nahrungsmitteln vertrug sie nur noch Hafer und Karotten; dabei war sie ganz erheblich obstipiert bei nur noch einer Defäkation pro Woche. Insgesamt zeigte sie sich als hagerer Mensch in schlechtem Allgemeinzustand mit erheblichem Erschöpfungszustand, der kaum in der Lage war, den eigenen Haushalt zu versorgen. Bevor die Patientin zu mir kam, war sie schon bei mehr als 15 Vorbehandlern gewesen.
Wir führten die erste Mineralstoffanalyse im Dezember 1992 durch, die zweite im Mai 1993, die nächste im Juli und dann noch eine im September 1993.
Anfänglich hatte die Patientin erhebliche Probleme mit der Nahrungsumstellung. Mit der Zeit ging es dann immer besser. Jetzt ernährt sie sich weitgehend nach Plan, und sie verträgt erheblich mehr Lebensmittel bei insgesamt stark rückläufiger Hautsymptomatik. Auch hatte die Patientin wieder an Gewicht zugenommen; sie ist jetzt fast normalgewichtig.
Arztbericht
H. G.

Fallbeispiel

»Sehr geehrte Frau Akerberg!
Meine Erwartungen in die Haaranalyse sind bei weitem übertroffen. Früher zwei bis drei Entwässerungstabletten in der Woche, Test in einer Allergieklinik. Ergebnis? Nehmen Sie doch Valium, wenn die *Haut juckt*. Stoffwechselstörungen der Wechseljahre, Intoleranz des Körpers gegen bestimmte

Stoffe usw. So lauteten die Diagnosen verschiedener Ärzte. Die Suche nach der Ursache der *allergischen Reaktionen* auf bestimmte Stoffe in der Nahrung war ohne Erfolg. Nach einem normalen Gaststättenessen und einer Flasche Wasser abends war morgens die Waage auf drei kg mehr. Niemand wollte mir das glauben. Dank Ihrer Analyse habe ich nun sogar eine Erklärung dafür. Seit drei Wochen habe ich jetzt meine Ernährung umgestellt und nehme keine Entwässerungspillen mehr. Habe sieben Pfund abgenommen, gut gegessen und reichlich von dem, was erlaubt ist. Mein Mann, der bei uns der Küchenchef ist, sagt: »Nach all den Schlankheits- und sonstigen Diäten endlich mal eine vernünftige, wo man selbst mitbestimmt und kombinieren kann.« Mit einem so schnellen Erfolg hatte ich nicht gerechnet.
Herzliche Grüße
Ihre K. L.
P. S.: Auch meine sehr stark empfundenen Angstzustände sind fast weg. Es ist toll, und das Leben ist wieder schön. Danke.«

Fallbeispiel

Ulla Z., eine 66jährige Frau von 75 kg Körpergewicht, litt nicht nur unter *Allergien*, sie konnte keine Treppen mehr steigen, Gleichgewichtsprobleme reduzierten zusätzlich die Lebensqualität. Ihre Lustlosigkeit und Behinderung machten sie zum einsamen Menschen. Sie ging nicht mehr aus dem Haus, hatte keine Neigung mehr, auch nur noch einen Arzt aufzusuchen. Ohne ärztlichen Ratschlag, eigenverantwortlich entschied sich die Betreffende letztendlich zu einer Mineral-Analyse, weil ihr die Therapie gleich mitgeliefert werden sollte. Ich brauchte die Frau nicht zu enttäuschen; nach der Analyse wurde der Ernährungsplan verfaßt, die »erlaubten und erforderlichen« Nahrungsmittel aufgelistet und mit den Analyseergebnissen zusammen ausgehändigt. In den Besprechungen, die folgten, konnte der Heilungsprozeß beobachtet werden. Es dauerte kein halbes Jahr, und die Frau stieg wieder sieben Etagen ihre Treppe hinauf, marschierte wieder ihre zwei Stunden täglich im Englischen Garten von München. Sie ist »trittsicher«, Gleichgewichtsprobleme und Allergien gehören der Vergangenheit an. Die Lust am Leben ist wieder da, der so »andere« Speiseplan selbstverständlich. Und nebenbei: Das Gewicht ging runter bei vollen Tellern.

Und so sah die 1. Mineral-Analyse von Ulla Z. aus:

1. ANALYSE

03. 02. 1992

ANALYSE-NR. 17961
NAME . . . . Ulla Z.
GESCHLECHT . . . . w
ALTER 66

VERBRENNERTYP: . . . . **Langsam**

Aufgrund der Veränderungen im Stoffwechsel empfehlen wir eine Nachmessung nach 7–8 Wochen (Haarlänge ca. 2 cm).

Alle Werte in mg/kg

MINERAL-BEZEICHNUNG	IHR WERT	GRAFISCHE DARSTELLUNG »»»» = Wert außerhalb der Tabelle (= Toleranzbereich, = Idealwert)	
CALCIUM	2940.00	400	»»»» 2500
MAGNESIUM	395.00	60	»»»» 360
NATRIUM	385.00	250	1500
KALIUM	223.00	100	600
EISEN	24.50	25	150
MANGAN	0.28	2.0	12
KUPFER	11.00	25	150
ZINK	638.00	200	1200
CHROM	0.15	1.2	7.2
PHOSPHOR	285.00	180	1100

1. ANALYSE

03. 02. 1992

ANALYSE-NR. 17961
NAME . . . . Ulla Z.
GESCHLECHT . . . . w
ALTER 66

VERBRENNERTYP: . . . . . **Langsam**

Aufgrund der Veränderungen im Stoffwechsel empfehlen wir eine Nachmessung nach 7–8 Wochen (Haarlänge ca. 2 cm).

Alle Werte in mg/kg

MINERAL-BEZEICHNUNG	IHR WERT	GRAFISCHE DARSTELLUNG »»»» = Wert außerhalb der Tabelle (▒▒ = Toleranzbereich, └ = Idealwert)	
KOBALT	0.40	2.2	13
LITHIUM	0.03	0.20	1.2
MOLYBDÄN	0.05	0.11	0.66
STRONTIUM	29.00	1.5	»»»» 9.0
ARSEN	0.05	0.35	2.1
ALUMINIUM	52.00	1.2	»»»» 7.5
BARIUM	2.75	1.0	6.0
BLEI	1.60	0.50	3.0
CADMIUM	0.19	0.10	0.60
NICKEL	1.10	0.10	»»»» 0.60
QUECKSILBER	0.65	0.10	»»»» 0.60
SILBER	0.10	0.10	0.60
VANADIUM	0.55	0.20	1.2

2. ANALYSE

18. 03. 1992

ANALYSE-NR. 18250
NAME . . . . Ulla Z.
GESCHLECHT . . . . w
ALTER 66

Bei konsequenter Ernährung wie hier empfohlen, raten wir zu einer Nachmessung nach ca. 2 Monaten (Haarlänge 2 cm).

VERBRENNERTYP: . . . . . **Langsam-gemischt**

Alle Werte in mg/kg

MINERAL-BEZEICHNUNG	IHR WERT	GRAFISCHE DARSTELLUNG (»»»» = Wert außerhalb der Tabelle; Toleranzbereich / Idealwert)
CALCIUM	970.00	400 … 2500
MAGNESIUM	135.00	60 … 360
NATRIUM	445.00	250 … 1500
KALIUM	164.00	100 … 600
EISEN	27.00	25 … 150
MANGAN	0.38	2.0 … 12
KUPFER	9.00	25 … 150
ZINK	530.00	200 … 1200
CHROM	0.05	1.2 … 7.2
PHOSPHOR	250.00	180 … 1100
ALUMINIUM	45.00	1.2 … 7.5 »»»»
BLEI	2.20	0.50 … 3.0
CADMIUM	0.15	0.10 … 0.60
NICKEL	0.20	0.10 … 0.60
QUECKSILBER	0.66	0.10 … 0.60 »»»»

Betrachten wir uns nun die Analyseergebnisse etwas genauer: Am eindrucksvollsten ist der Rückgang des sehr hohen Calciumwertes von fast 3000 auf 970, was schon beinahe im Toleranzbereich liegt. Und das nach nur sechs Wochen strenger Ernährungsumstellung!
Die Belastung durch toxische Metalle scheint auf den ersten Blick für den Laien noch zugenommen zu haben. In den Haaren zeigt ein angestiegener Wert von Blei und Quecksilber in der zweiten Analyse jedoch an, daß der Körper bereits beginnt, die toxischen Elemente abzubauen.
Der Chromspiegel ist niedrig, was auch häufig bei Gesunden der Fall ist. Bis zur zweiten Messung sank der Wert noch ab. Das spricht nicht für eine fehlgeschlagene Therapie, sondern bestätigt, daß dieser Zustand schon länger besteht und das Chrom nicht bioverfügbar ist. Erfahrungsgemäß ist es leichter, hohe Werte abzusenken, als niedrige zu erhöhen. Calcium ging in der kurzen Zeit prompt zurück. Die niedrigen Elemente können erst nach Aufhebung der Blockaden (sprich der hohen Werte anderer Elemente) ansteigen. Innerhalb der sechswöchigen Ernährungsumstellung kam es bereits zu einem Wechsel des Verbrennertyps – vom langsamen zum gemischten. Ein Teil der Nahrungsmittel wurde nun schon besser verwertet.
Dem veränderten Stoffwechsel und den aktuellen Meßwerten entsprechend veränderten sich auch die individuellen Ernährungsempfehlungen.

Nach der ersten Analyse	Nach der zweiten Analyse
Keine Milchgetränke, kein Joghurt, Quark und Käse	Buttermilch 2 × 1/2 Tasse/Woche Kefir 2 × 1 Tasse/Woche, Joghurt 0,3% Fett 1 × 150 g/Woche Käse sortenrein essen, eine Sorte wöchentlich Hüttenkäse, Cottagecheese 3 × 1 Eßlöffel/Woche Schichtkäse, 10% Fett, 3 × 1 Eßlöffel/Woche

Fleisch: 120 g 7 × pro Woche insgesamt 840 g in der Woche	150 g 4–5 × pro Woche, insgesamt 600 bis 750 g in der Woche
Fette: 3 bis 4 Tropfen Öl oder eine kleine Messerspitze Fett max. 5 × pro Woche	3 bis 4 Tropfen pro Tag oder entsprechende Menge Fett 7 × pro Woche

Diese Angaben zeigen, daß die Empfehlungen sehr genau auf die persönliche Analyse abgestimmt sind. So konnte Ulla Z. nach sechs Wochen bereits wieder gewisse Mengen an bestimmten Milchprodukten und auch einige Tropfen mehr Fett zu sich nehmen. Die Fleischmenge dagegen verringerte sich.
Hier kurze *Ausschnitte* aus dem *Originalernährungsplan für Ulla Z.:*

Ihr individueller Ernährungsplan:

Ziffern bedeuten:

(1) = Zum Erfolg der Ernährungsumstellung unverzichtbar. Bitte essen Sie von diesem Nahrungsmittel genau entsprechend den gegebenen Empfehlungen.

(2) = Wichtig für das Gelingen der Ernährungsumstellung. Bitte folgen Sie den Empfehlungen, so gut Sie können.

(3) = Als Abwechslung für Ihren Speiseplan. Wenn Sie diese Nahrungsmittel nicht mögen, können Sie auf diese auch ab und zu verzichten.

Schon nach wenigen Wochen werden Sie sich spürbar wohler fühlen und bekommen ein gutes Gefühl dafür, was individuell zusammengestellte Nahrungsmittel für Ihre Gesundheit bedeuten.
Guten Appetit!

Zum Beispiel:
Süßen mit Verstand (3)
Blütenhonig oder

brauner Zucker aus Zuckerrüben oder
Früchtezucker oder
Akaziensirup

Fette und Öle
Insgesamt 3–4 Tropfen Öl oder eine kleine Messerspitze Fett, nicht öfter als 5 mal pro Woche (sonst möglichst völlig fettfrei), sind das geeignete Maß.(2)

Sie haben die Wahl:
Butter
Diätmargarine
Pflanzenmargarine
Pflanzenöle
Distelöl
Halbfettmargarine

Getränke
Fruchtsäfte
Gemüsesäfte
Kräuter-/Früchtetees
Kaffee / Tee
Alkoholische und andere Ausnahmegetränke

(Hierzu werden jeweils die entsprechenden Sorten aufgelistet, die erlaubten Mengen angegeben.)

Gemüse – Suppen (ohne Beschränkung) (2)
Hühnersuppe mit Gemüse
(bitte aus magerem Hähnchenfleisch, kein Suppenhuhn!)
Kartoffelsuppe
Linsensuppe (max. 1 Teller pro Woche)
Rinderbrühe mit Kichererbsen
Spargelsuppe

Vollkornteigwaren, notfalls auch einmal einfache Nudeln (ca. 70 g Trockengewicht, max. 1mal pro Woche oder max. 140 g alle 14 Tage, siehe auch »Saucen und Dressing«)
Tomatensuppe

Brot für jeden Tag (ohne Beschränkung) (1)
Bitte achten Sie darauf, daß Sie nur einen »Hauch« Margarine oder Butter als Grundlage des Aufstrichs verwenden. Als alternative »Unterlage« eignet sich z. B. ein Salatblatt oder ein feingeschnittener Rohkostbelag. Oder auch gekochtes Ei in Scheiben bzw. Rührei und Spiegelei.
Bitte beherzigen Sie diesen Ratschlag, so gut es eben geht.
Grahambrot (Weizenschrotbrot)
Roggenmischbrot mit Weizenkleie
Türkisches Fladenbrot, bevorzugt mit Roggenmehl
Weizenmischbrot

Obst
frisches Obst, Trockenobst
Ausnahmesorten

Salate / Rohkost (ohne Beschränkung) (1)
Bitte verzichten Sie völlig auf Öl oder Joghurt. (1)
Auberginen
Baumtomaten (im Gemüsefachhandel erhältlich)
Bambussprossen, frisch
Chili
Chicorée
Eisbergsalat
Gurken (auch Salzgurken, Kräutergurken, Dillgurken)
Feldsalat
Paprikaschoten
Schnittlauch
Tomaten

Ausnahme-Salate (3)
Nicht öfter als einmal pro Woche eine kleine Portion
Alfalfasprossen, frisch
Artischocken
Sauerampfer
Wasserrüben

Salate – leicht angedünstet (2)
Nicht mehr als drei Portionen à 50 g pro Woche.
Dickbödige oder Schnellkochtöpfe sind besonders geeignet für eine schonende und fettarme Zubereitung (siehe Empfehlungen bei Ölen).
Versuchen Sie's!
Auberginen
Blumenkohl
Champignons
Erdartischocke (Topinambur)
Erbsen, grün
Kartoffelsalat (Vorsicht Öl!)
Paprikaschoten

Gemüse – schonend gedünstet
ohne Beschränkung (1)
Auberginen
Bambussprossen
Blumenkohl
Erdartischocken (Topinambur)
Erbsenschoten, grün
Gurkengemüse
Kartoffeln, gebacken in der Schale
Kartoffeln, gebacken in der Schale (in Folie)
Kartoffeln, mit Schale gekocht
Kartoffeln, ohne Schale gekocht
Kürbis

Fleisch
ca. 120 g pro Tag essen. (1)
Eine unverzichtbare Voraussetzung für den Erfolg Ihrer Ernährungsumstellung!

Geflügel (1)
Hühnerbrust
Hühnerkeule
Truthahnbrust (Putenbrust, vom Jungtier)
Truthahnkeule (Putenkeule, vom Jungtier)
Brathuhn

Innereien vom Kalb (3)
Nicht öfter als ein- bis zweimal pro Monat eine kleine Portion (max. 100 g) (wenn Sie mögen).
Kalbsbries
Kalbsherz
Kalbsniere
Kalbszunge

Ich hoffe, Sie können sich jetzt den bis zu 50seitigen *Ernährungsplan* schon besser vorstellen.
Wie Sie sehen, enthält er neben genauen Angaben zu Menge und den Sorten der Nahrungsmittel auch zahlreiche praktische Hinweise für die Zubereitung.

Tips:
In jedem Fall sollten Sie (Alkali-)Seife und andere aggressive Waschsubstanzen grundsätzlich meiden. Produkte, wie sie in der Babypflege eingesetzt werden, sind meist besonders hautverträglich und empfehlenswert, um die Haut vor Austrocknung oder gar einer Verschlimmerung der Entzündungen zu bewahren.
Sanfte Reinigungsemulsionen, zum Beispiel auf Kollagenbasis, sind zwar etwas teurer, aber Ihre Haut wird es Ihnen danken.

Halten Sie die Haut möglichst sauber, und verwenden Sie mehrmals täglich, nach ärztlicher Empfehlung und Zustand der betroffenen Hautpartien, eine Öl-in-Wasser- oder Wasser-in-Öl-Emulsion zur Hautpflege. Aloe vera oder das Alpha-Bisabolol, der Hauptwirkstoff der Kamille, sind bestens geeignete Zugaben (allerdings nicht der Kamillenextrakt selbst; der kann sogar selbst allergisch wirken).
Jojobaöl ist als Pflegezusatz oder in reiner Form nicht nur gut verträglich, es hinterläßt auch ein sehr angenehmes Gefühl auf der Haut und fettet überhaupt nicht (Vorsicht bei »preiswerten« Pflegemitteln mit Jojobaöl! Häufig wird das Naturprodukt durch ein weniger gut verträgliches und billiges Substitut »gestreckt«).
Nach Anwendung von reinem Johannisöl, das auch über sehr gute entzündungshemmende und hautglättende Eigenschaften verfügt, sind mir bisher ebenfalls keine Unverträglichkeitsreaktionen bekannt. Ebenso verträglich sind Präparate mit Wirkstoffen der Ringelblume (Calendula). Hier muß jedoch auch vor besonders preiswerten Angeboten gewarnt werden, in ihnen ist der Wirkstoff meist nicht in ausreichender Konzentration enthalten. Vergleichen Sie vorher ruhig die Deklaration verschiedener Hersteller hinsichtlich der Menge der Hauptwirkstoffe.
Zu empfehlen ist auch die Verwendung möglichst natürlicher Pflegemittel und Kosmetika, die nur geringe Mengen oder gar keine Konservierungsstoffe enthalten. Vorsicht ist bei einigen ätherischen Ölen, Pflanzen- und Kräuterextrakten sowie verschiedenen Duftstoffen und dekorativer Kosmetik geboten. Testen Sie auf jeden Fall vorher, am besten auf der Innenseite des Unterarmes an einer kleinen markierten Stelle, das Kosmetikum, welches Sie anwenden möchten.
Sollten Sie nicht soviel Zeit und Muße haben, lassen Sie sich von einem erfahrenen Kosmetiker die geeigneten Mittel austesten und zusammenstellen.
Tragen Sie kein Rasierwasser, Eau de Toilette oder Parfum auf, wenn Sie sich in die Sonne begeben wollen.
Ihre Haut könnte sonst besonders gefährdet sein. Einige empfindliche Menschen reagieren nach Kontakt mit Psoralen-haltigen Stoffen (wie Kölnisch Wasser mit Bergamottöl) oder bestimmten Pflanzen (hauptsächlich im Juni und Juli) mit akuten Hautentzündungen, einer sogenannten Fotodermatose.

Sonnenschutzmittel sollten Sie am besten schon beim Einkauf und nicht erst am Strand überprüfen. Bei ständig gereizten Nasenschleimhäuten mit Schnupfen sollten Sie einmal Aloe-vera-Gelee oder auch verdünntes Zitronenwasser, das mit einem Q-Tip vorsichtig in die Nase gegeben wird, versuchen.
Auch wenn Sie Ihre Ernährung nicht völlig umstellen möchten, rate ich Ihnen doch dringend, zumindest auf Süßigkeiten, Weißmehlprodukte und Colagetränke sowie Schweinefleisch völlig zu verzichten.

Augenschwellungen und Tränensäcke

Allergieneigung, Überanstrengung, Zigarettenrauch, ein gestörter Eiweißstoffwechsel durch falsche Ernährung (auch Nierenerkrankungen!) sind genauso wie ungeeignete Pflege- und Reinigungsmittel (zum Beispiel Alkali-Seife) mögliche Gründe für eine Rötung und Schwellung der besonders zarten und dünnen Haut um die Augen. Die Ursache ist jedoch ein Ungleichgewicht des Stoffwechsels. Neben einer kosmetischen Abdeckung, die sozusagen als Sofortlösung das Übel verdeckt, bieten sich auch verschiedene Pflegemittel an.
Verwenden Sie ausschließlich besonders milde Reinigungsmittel wie beispielsweise Gesichtslotionen. Aloe-vera-Gelee, mehrmals hintereinander aufgetragen, bis es eingezogen ist, kühlt, spendet Feuchtigkeit und läßt Schwellung und Rötung der Haut zurückgehen.
Nehmen Sie zur Pflege Fettcremes, auf keinen Fall reine Pflanzenöle. Öle bewirken einen Wärmestau, der zu einer weiteren Schwellung führt. Vorsicht auch bei Cremes, die ätherische Öle und Parfum enthalten. Sie können zu einer verstärkten Hautreizung beitragen. Cremes auf der Basis von Jojobaöl sind hervorragend geeignet. Eine kühlende Maske mit adstringierenden, lindernden und abschwellend wirkenden Substanzen lassen Sie sich am besten von Experten »nach Maß« zusammenstellen.

Bakterielle Infektionen

Bakterien, auch Keime genannt, weisen eine große Vielfalt von Erscheinungsformen auf und können an den unterschiedlichsten Hauterkrankungen beteiligt sein, sei es als Auslöser oder infolge einer nachträglichen Infektion. Häufig sind sie an eitrigen Entzündungen der Haut beteiligt.
Sofern die körpereigene Abwehr intakt ist, haben es die Bakterien schwer, irgendwelches Unheil anzurichten. Die Haut wird mit ihnen ohne weiteres fertig. Bestehen allerdings bereits Hautreizungen oder sogar entzündliche Veränderungen, finden die auf der Haut befindlichen Bakterien alsbald einen besonders günstigen Nährboden. Deshalb sollte man bei unreiner Haut, Akne usw. die regelmäßige Körperhygiene sehr ernst nehmen, denn die normalerweise eher harmlosen Bakterien können nun zu einer ernsthaften Bedrohung werden. Deshalb einige Tips, wenn Sie solche Hautveränderungen bei sich beobachten:
Meiden Sie jede weitere Schwächung des Immunsystems, zum Beispiel durch starkes Rauchen, übermäßigen Alkoholgenuß, zu leichte Bekleidung in kalter Umgebung usw.
Berühren Sie entzündete Hautstellen so wenig wie möglich. Waschen Sie sich immer gründlich die Hände, bevor Sie Salben o. ä. auftragen. Bitte benutzen Sie keinen Waschlappen, es sei denn, Sie geben ihn nach einmaligem Gebrauch in die Wäsche.
Wechseln Sie Handtücher und Kleidung möglichst täglich.
Vorsicht bei aufgekratzten, entzündeten Pickeln, Pusteln und Furunkeln. Sie wirken unmittelbar ansteckend, sowohl bei Kontakt mit anderen Hautstellen als auch bei Körperkontakt mit anderen Personen.
Kleinere Verletzungen, wie Schnitt- und Kratzwunden, sollten Sie unbedingt desinfizieren und mit einem Pflaster schützen.
Viel frische Luft, Sonne und kalt-warme Wechselbäder unterstützen die körpereigenen Abwehrkräfte.

Cellulite

Cellulite, im Volksmund Orangenhaut genannt, ist eine Veränderung des Bindegewebes, die bevorzugt an Bauch, Po, Oberschenkeln und Oberarmen auftritt. Ein leichtes Zusammendrücken der befallenen Stellen läßt die Haut so großporig aussehen wie die Schale einer Orange.

In der von derben Bindegewebsfasern durchzogenen Unterhaut befindet sich eine überwiegend lockere Ansammlung aus Trauben von Fettzellen, die von Bindegewebsflüssigkeit umspült und durch feinste Blutgefäße mit Nährstoffen und Sauerstoff versorgt werden. Vor allem infolge von Überernährung vergrößern sich diese Fettzelltrauben. Die umgebende Bindegewebsflüssigkeit wird verdrängt, die Blutversorgung verschlechtert sich, die Bindegewebsfasern, auch die der darüberliegenden Leder- und Oberhaut, werden zunehmend belastet oder sogar beschädigt. Dabei kann es zu mehr oder weniger ausgeprägten Gewebsverklebungen kommen.

Wie kommt es zu Cellulite? Für die Entstehung der Orangenhaut, die fast ausschließlich bei Frauen auftritt, spielt eine überreichliche Nahrungszufuhr vermutlich eine wichtige Rolle. Allerdings muß eine entsprechende Veranlagung vorliegen, denn auch normalgewichtige Frauen können von Cellulite betroffen sein.

Meine eigenen Erfahrungen zeigen, daß eine ausgeprägte Cellulite fast ausschließlich bei Frauen mit einem langsamen Stoffwechsel und hohen Calciumüberschüssen auftritt. Stark vereinfacht könnte man sagen, diese Frauen essen zuviel Fett und zuviel Milchprodukte und leisten damit der Entstehung oder Verschlimmerung der Cellulite Vorschub. Calciumüberschüsse führen zu Verhärtungen von Fettzell- und Blutgefäßwänden, die die Sauerstoff- und Nährstoffzufuhr genauso behindern wie den Abtransport von Stoffwechselschlacken. Schwermetallbelastungen sind bei Frauen mit Cellulite relativ häufig zu beobachten. Es ist bekannt, daß das Fettgewebe ein »beliebter« Ablageplatz für giftige Schwermetalle ist, so ist diese Beobachtung nicht verwunderlich. Auch unter diesem Gesichtspunkt scheint es mir leichtfertig, Cellulite als ausschließlich kosmetisches Problem hinzustellen. Auch hier verbirgt sich mehr hinter dem Symptom, als der erste Augenschein verrät.

Was kann man gegen Cellulite tun? Grundsätzlich sind wohl alle Maßnahmen geeignet, die den Stoffwechsel in Schwung bringen, insbesondere natürlich in den betroffenen Hautregionen. Dehnungsübungen sowie Kraft- und Ausdauerbeanspruchungen der Muskeln unter den von Cellulite betroffenen Gebieten sind in jedem Fall empfehlenswert, in »schwereren« Fällen dürften sie allerdings kaum einen entscheidenden Beitrag zu einer Verbesserung des Hautbildes liefern, sondern eher eine weitere Verschlimmerung verhindern.

Heiße Wickel, Iontophorese, Lasertherapie, Massage mit durchblutungsfördernden Cremes sind nur einige von vielen Möglichkeiten, unmittelbar auf die Cellulite-Haut einzuwirken.

Spezielle Behandlungspakete, die von Kosmetikinstituten angeboten werden, stellen meist eine Kombination verschiedener Methoden dar. Von entscheidender Bedeutung für den Erfolg dürfte die Ausdauer der Behandelten sein, denn einige Monate muß man schon zwei- oder dreimal pro Woche die geschilderten Prozeduren über sich ergehen lassen oder zu Hause selbst anzuwenden.

Ein Dauererfolg ist jedoch unmöglich, wenn nicht gleichzeitig die Ernährung umgestellt und überschüssiges Körperfett abgebaut wird. Andernfalls muß man sich darauf einstellen, daß spätestens ein Jahr nach Beendigung der letzten Cellulite-Behandlung die Orangenhaut wieder an denselben Stellen auftritt, von denen man sie zuvor verbannt hatte.

Tips:

Falls Sie regelmäßig Joghurt, Quark, Käse oder andere Milchprodukte essen, sollten Sie diese für einige Wochen völlig meiden und gleichzeitig so fettarm wie möglich essen. Viel mageres Fleisch, Fisch und Geflügel!

Machen Sie fünfzig Kniebeugen zum festen Bestandteil Ihrer täglichen Morgengymnastik, vor allem wenn die Cellulite an Po und Oberschenkeln auftritt. Starten Sie mit zehn Kniebeugen, und steigern Sie die Wiederholungen jeden Tag um fünf, bis Sie bei fünfzig angekommen sind.

Entdecken Sie den guten alten Drahtesel wieder als Fortbewegungsmittel. Gönnen Sie sich mindestens eine kleine Radtour pro Woche.

Bewährte Naturheilmittel bei Cellulite sind Algenextrakt (als Badezusatz), Efeuextrakt (in Schaumbädern und Hautgelen), Arnikaöl (als Bestandteil einer durchblutungsfördernden Creme), Ginseng- und Schachtelhalmextrakt (Zinnkrautextrakt).
Massieren Sie die betroffenen Hautstellen mit einer Naturhaarbürste oder einem Hanflappen mindestens einmal täglich, bis es zu einer angenehmen Hautrötung kommt.

Farbveränderungen der Haut

Wie kommt die Haut zu ihrer Farbe? In der Grenzschicht zwischen Ober- und Lederhaut befinden sich kleine, auf die Bildung von Farbpigmenten (Farbkörnchen aus Melanin) spezialisierte Zellen (Melanozyten). Aktiviert werden diese Zellen durch Sonneneinstrahlung. Menschen mit einer von Natur aus dunklen Hautfarbe verfügen über wesentlich mehr solcher Zellen. Nach und nach bildet dieser Farbstoff, das Melanin, eine immer stärkere Schutzschicht, die die Lichtdurchlässigkeit der Haut vermindert und gleichzeitig zu der von Sonnenanbetern so geschätzten Bräunung der Haut führt.
Farbveränderungen der Haut sind u. a. gekennzeichnet durch ein Zuviel oder Zuwenig des gebildeten Farbstoffs. Braunrote Knötchen, blaßrosa bis dunkelbraune Flecken auf der Haut können viele verschiedene Ursachen haben. Das reicht von Metall- und Medikamentenablagerungen über die sogenannten »Altersflecken« bis hin zu einfachen Sommersprossen. Wenn derartige Hautveränderungen sich innerhalb weniger Wochen bis Monate einstellen, sollte im Zweifel auf jeden Fall ärztlicher Rat eingeholt werden, um abzuklären, ob mit diesen Hautveränderungen gesundheitliche Risiken verbunden sind. Im Gegensatz zu dunklen Hautflecken kommt es bei einer als Vitiligo bezeichneten Hautveränderung zu »weißen Flekken« auf der Haut. Bei der Vitiligo verbleiben Reste einer Melaninpigmentierung um die Haarfollikelöffnungen herum länger als in der umgebenden Haut. Der Rand der Herde ist häufig tiefer gebräunt und die gesamte nicht von Vitiligo betroffene Haut auffallend stark pigmentiert, wodurch sich die weißen Vitiligo-Flecken um so deutli-

cher abheben. Bei dieser Hautveränderung empfiehlt es sich in jedem Fall, besonders wenn gleichzeitig andere Beschwerden wie zum Beispiel eine chronische Gastritis bestehen, den Arzt aufzusuchen, um das Blutbild kontrollieren zu lassen.

Es ist bekannt, daß ein enger Zusammenhang zwischen der Pigmentierung von Haut und Haaren und den beiden Elementen Kupfer und Eisen besteht. So wurde in Tierversuchen dem Futter von Schafen eine Zeitlang gezielt Eisen und Kupfer entzogen. Es zeigte sich, daß die Pigmentierung des Fells fast gänzlich zum Stillstand kam. Die Tiere bekamen weiße Haare. Gab man dem Futter nun wieder Kupfer und Eisen zu, nahm das Fell wieder eine normale Färbung an. Auch beim Menschen haben diese Zusammenhänge Gültigkeit. So konnte ich auf Grund von Haaranalysen bei Personen, die von Vitiligo betroffen waren, immer Stoffwechselstörungen der Elemente Eisen und Kupfer feststellen, die durch eine gezielte Ernährungsumstellung behoben werden konnten. Gleichzeitig besserte sich das Hautbild deutlich.

Was kann man bei Farbveränderungen tun? Natürlich lassen sich hier keine generellen Empfehlungen geben, da die Ursachen für Farbveränderungen der Haut zu vielfältig sind. Mit Hilfe dekorativer Kosmetik können Sie Flecken aller Art an den Stellen, wo sie besonders lästig sind, meist ohne Schwierigkeit kaschieren. Bei einer Reihe dunkler Hautverfärbungen, die plötzlich auftreten, spielt der Einfluß des Sonnenlichts eine wichtige Rolle. So sollten Sie bei der Einnahme bestimmter Medikamente, zum Beispiel Tetrazykline, Glukokortikoide, möglichst einer intensiven Sonnenstrahlung aus dem Wege gehen. Dasselbe gilt, wenn Sie Parfums oder Kölnisch Wasser aufgelegt haben. Ist es einmal zu Hautflecken gekommen, empfehle ich den Einsatz einer Peeling-Creme, gefolgt von einer Pflegebehandlung mit Mitteln, die die Zellneubildung aktivieren. Diese können zum Beispiel enthalten:

Aloe-vera, D-Panthenol (Pantothensäure), Fibrostimulin, Vitamin A.

Dasselbe Vorgehen habe ich auch bei Vitiligo erprobt. Um zu kontrollieren, inwieweit die Behandlung erfolgreich war, rate ich, einige Stunden später einen sanften Selbstbräuner dünn aufzutragen. So läßt sich abschätzen, ob die Haut gleichmäßig braun wird. Sollte

diese erste Behandlung noch nicht zufriedenstellend verlaufen sein, was sich in einer unregelmäßigen Verfärbung zeigt, so muß sie wiederholt werden. Immerhin ist die dünn aufgetragene Selbstbräunung bei gründlicher Reinigung am nächsten Tag schon wieder verschwunden, so daß Sie nicht tagelang mit abdeckender Creme die Folgen kaschieren müssen, wie das bei Sonneneinwirkung der Fall wäre.
Ein dauerhafter Erfolg bei Vitiligo ist meiner Meinung nach allerdings nur möglich, wenn bestehende Ungleichgewichte des Stoffwechsels über eine gezielte Ernährungsumstellung korrigiert werden.

Fingernägel als Frühwarnsystem

Die Nägel schützen die Finger- und Zehenendglieder und dienen gleichzeitig der Tastempfindung; bei Verlust eines Nagels ist die Tastempfindung eingeschränkt.
Der Nagel, eine ca. 0,5 mm dicke Hornplatte der Epidermis, ist im Nagelbett verankert.
Das Nagelbett ist das der Nagelwurzel unterlagerte Hautbett, aus dem der Nagel ständig wächst, täglich ca. 0,14–0,40 mm.
Die Nägel werden fast nur aus Proteinen (Eiweiß) gebildet. Abnorme Nägel können das Ergebnis einer lokalen Verletzung, einer Drüsenstörung oder eines Mangels an bestimmten Nährstoffen sein. Ein schwerer Proteinmangel kann undurchsichtige weiße Streifen auf den Nägeln verursachen oder die Nägel trocken und brüchig werden lassen, Calciumüberschuß oder -mangel oder Vitamin-A-Mangel ebenso. Bei Vitamin-B-Mangel können auf den Nägeln Längs- oder Querstreifen entstehen. Letztere können allerdings auch nach schwerer Krankheit oder im Alter durch Stoffwechselblockaden entstehen. Spitternde Fingernägel können mit Unterleibsentzündungen in Zusammenhang stehen. Eisenmangel kann das Nagelwachssystem stören. Blasse Fingernägel zeigen Vitaminmangel oder Anämie an. Längsrillen können nach schweren seelischen Erschütterungen entstehen. Weiße Flecken, Rillen und Furchen können nach einer einseitigen Diät oder Fastenperiode auftreten.

Abgebissene Fingernägel hingegen zeigen Unausgeglichenheit und Unsicherheit an.

Flechten und Pilze

Flechten ist die volkstümliche Bezeichnung für Hautpilzerkrankungen. Faden- und Schimmelpilze sowie Hefen können die Haut überall angreifen. Kopfhaut, Schambereich und Füße werden besonders oft von Pilzen heimgesucht, wobei gleichzeitig Mund und Magen-Darm-Trakt befallen sind (zum Beispiel bei Candica albicans, Balanitis). Offenbar liegt hier eine besondere Veranlagung für die Empfänglichkeit vor. Immunschwäche scheint Pilzerkrankungen Vorschub zu leisten. In jedem Fall sollte ein Arzt zu Rate gezogen werden.
Was kann man gegen Pilzerkrankungen tun? Eine wichtige Maßnahme ist, den Pilzerregern möglichst aus dem Weg zu gehen, um eine neue oder weitere Infektion zu verhindern. Das bedeutet u. a., daß Gegenstände, Wäschestücke usw. gründlich gereinigt werden und Hautkontakt mit gesunden Menschen für die Dauer der Erkrankung zu meiden ist. Persönliche Körperhygiene ist nicht weniger wichtig. Die befallenen Hautpartien sollten möglichst trocken gehalten werden. Andererseits weiß man, daß Menschen mit einem intakten Immunsystem nicht von Pilzerkrankungen befallen werden. Insofern sollte man alle Anstrengungen unternehmen, um die körpereigenen Abwehrkräfte zu stärken. Auch der Erfolg einer gezielten ärztlichen Therapie hängt wesentlich davon ab, in welcher Gesamtverfassung sich der Körper befindet.

Tips und Tricks:
Sonnenbäder sind wohl die einfachste und natürlichste Methode im Kampf gegen Hautpilz. Sie können jegliche Therapie sehr wirkungsvoll unterstützen.
Trocknen Sie die betroffenen Hautstellen nach jedem Wasserkontakt gründlich ab, am besten mit Papiertüchern, die Sie anschließend wegwerfen. Handtücher sollten Sie schon nach einmaliger Benutzung in die Wäsche geben.

Meiden Sie die Verwendung von fettigen Hautcremes an den betroffenen Stellen.
Aloe vera, Salbei, Johanniskraut, Ringelblume, Vitamin A, Schwefel, Teer sind geeignete Zutaten von Hautpflegemitteln, die die Bekämpfung des Hautpilzes unterstützen können. Tragen Sie die entsprechenden Cremes oder Lotionen mehrmals täglich auf.
Streichen Sie Süßigkeiten und Zucker konsequent aus Ihrem Speiseplan.
Falls Sie gleichzeitig an häufig auftretenden Infektionen, Migräne, fortwährenden Verdauungsstörungen oder Depressionen leiden, empfehle ich dringend, eine Mineral-Analyse durchführen zu lassen und die gesamte Ernährung umzustellen.

Fallbeispiel

Susanne S., eine 24jährige Zahnarzthelferin, schrieb mir nach sechs Wochen Ernährungsumstellung auf Grund der Ergebnisse ihrer Haaranalyse:
»Was mich verblüfft hat, ist, daß ich nicht nur besser schlafe, mehr Energie habe und nicht mehr unter *Migräne* leide, sondern daß auch mein *Fußpilz*, gegen den ich seit Jahren erfolglos kämpfte, schon nach drei Wochen verschwunden war.«

Furunkel

Furunkel, häufig als weiterentwickelte Form von Hautakne, sind entzündliche Hautveränderungen um einen Haarbalg. An ihrer Oberfläche findet sich abgestorbenes Gewebe, darunter Eiter. Dabei kommt es zu einer meist schmerzhaften Schwellung der betroffenen Hautbezirke. Die in den Furunkeln enthaltenen Keime können auf andere Hautbezirke, aber auch auf andere Personen übertragen werden.

Wie kommt es zu Furunkeln? Neben der Ansteckung spielen häufig ungünstige hygienische Verhältnisse, zum Beispiel häufiger Hautkontakt mit verschmutzten Gegenständen usw., eine Rolle. Natürlich ist auch die Gesamtsituation des Stoffwechsels daran beteiligt. So sind Diabetiker, Personen mit Magen-Darm-Erkrankungen und Leukämiekranke besonders häufig von Furunkeln geplagt. Nach meinen Erfahrungen sind oft auch Schwermetallbelastungen, insbesondere durch Blei und Cadmium, dafür verantwortlich.

Was kann man gegen Furunkel tun? Verhindern Sie eine Verschlimmerung und die Ansteckung anderer durch besonders aufmerksame Körperhygiene. Die betroffenen Hautstellen sollten in keinem Fall mit Schmutz oder Gegenständen in Berührung kommen. Wechseln Sie häufig die Kleidung sowie Ihre Bettwäsche. In jedem Fall empfehle ich dringend die Durchführung einer Haaranalyse mit anschließender Umstellung der Ernährung, um Ungleichgewichte des Stoffwechsels zu beheben.

Äußerliche Anwendungen vermögen bestenfalls Linderung zu verschaffen. Zum Beispiel mit:

Aloe vera, heißen Packungen aus Heublumen, Bockshornklee, Ringelblumensalbe, Vitamin A, Vitamin E.

Fußpilz

Vor allem in Schwimmbädern, Saunen usw. ist die Ansteckungsgefahr für Fußpilz besonders groß. Hefen und Pilze setzen sich in den Räumen zwischen den Ansätzen der Zehen fest. Ihr Wachstum wird durch ein feuchtwarmes »Fußklima« begünstigt. Im Handel sind verschiedene Cremes, Puder und Sprays erhältlich, die vorbeugend verwendet werden können. Sie enthalten Undecylenderivate und Dichlorophen.

Hartnäckiger Fußpilz gehört auf jeden Fall in ärztliche Behandlung. Dennoch läßt sich durch verschiedene Hygienemaßnahmen vorbeugend und therapiebegleitend eine Menge gegen den Fußpilz tun:

Tragen Sie in Schwimmbad und Sauna entsprechende Bade- bzw. Saunaschuhe.

Trocknen Sie die Füße, insbesondere zwischen den Zehen, immer gründlich ab, und wechseln Sie täglich das Handtuch.
Meiden Sie zu enges Schuhwerk, Gummisohlen und Strümpfe aus synthetischem Material.
Gönnen Sie sich zum Tagesabschluß ein zehn- bis fünfzehnminütiges Fußbad mit einem Fußpflegepräparat (keine Alkaliseife!).

Gewichtsprobleme: Dick ist nicht gleich dick

Die jüngste nationale Verzehrstudie führte uns einmal mehr vor Augen, was wir bundesdeutschen Wohlstandsbürger eh schon wußten: Überschüssige Pfunde rangieren auf der Skala gesundheitlicher Risikofaktoren ganz weit oben. Mehr als ein Drittel der Bevölkerung ist davon betroffen.
Die Deutsche Gesellschaft für Ernährung legt immer wieder ihren Ernährungsbericht vor, aus dem wir Näheres über Ursachen und Auswirkungen falscher Ernährung erfahren. Natürlich wird das Thema Übergewicht wieder im Mittelpunkt von Analysen und Empfehlungen stehen. Empfehlungen, wie sie nun seit mehr als sechzehn Jahren regelmäßig gegeben werden, ohne daß die Zahl ernährungsbedingter Erkrankungen zurückgegangen wäre. Das Gegenteil ist der Fall. Sind die Menschen unbelehrbar, oder stimmt vielleicht irgend etwas mit der »Lehre« nicht, die Ernährungswissenschaftler seit Jahren annähernd unverändert verkünden?
Im Gegensatz zu gängigen Auffassungen, daß eine überschüssige Kalorienaufnahme Bundesbürgers Ernährungsproblem Nummer eins sei, vertrete ich die Ansicht, daß nicht in erster Linie wichtig ist, wieviel Sie essen, sondern »was«.
Auf der Grundlage von Mineral-Analysen ist es heute möglich, sehr unterschiedliche Stoffwechseltypen zu ermitteln. Skandinavische Untersuchungen an Übergewichtigen bestätigen, daß die gesundheitlich bedrohlichere Variante von Übergewicht der »Kugelbauch« ist. Vor allem schnelle Verbrenner sind davon betroffen, besonders viele Männer im Alter zwischen 40 und 60 Jahren. Sie mögen weder auf ihre Brotzeit noch auf ihre Pasta-Mahlzeit beim Italiener verzichten und auf ihr tägliches Bierchen schon gar nicht.

Überaktiv sind diese Menschen, haben ein rosiges Hautbild und scheinen vor Gesundheit nur so zu strotzen. Allerdings sind diese äußerlich kerngesunden Mannsbilder besonders oft von zu hohem Cholesterin und Bluthochdruck, erhöhten Harnsäurewerten usw. betroffen.
So unwahrscheinlich es auf den ersten Blick erscheint, so wichtig ist es doch, das Übergewicht dieser schnellen Verbrenner mit ganz anderen (Nahrungs-)Mitteln abzubauen als bei den langsamen. Kalorien spielen dabei bestenfalls eine untergeordnete Rolle. Um Fettstoffwechselstörungen und Übergewicht abzubauen, ist nicht selten eine besonders fett- und fleischreiche (!) Ernährung nötig, damit der übertourte Stoffwechsel gedrosselt werden kann. Langsame Verbrenner müssen dagegen mit Fett ganz besonders zurückhaltend sein.«
Und nun einige »ge-wichtige« Beispiele:

Fallbeispiel

Heinz G., der 37jährige Lehrer, brachte fast 130 Kilo auf die Waage. Im Alter von 20 Jahren unternahm er die ersten ernstzunehmenden *Abmagerungsversuche* durch bewußte Einschränkung der Kalorienzufuhr. Das Gewicht ging auch runter, jedoch trat nach Beendigung der typische »Schwamm«- oder »Jo-Jo-Effekt« auf. Er hatte sein Ausgangsgewicht, ja sogar noch mehr, in Kürze wieder erreicht.
Lassen wir ihn selbst zu Wort kommen:
»Im Laufe der Jahre stellte sich ein gewisses Wurschtigkeitsgefühl ein (wia ma san, so san ma). Ein 14tägiger Versuch der sogenannten Hollywoodkur war auch nur ein Schmarrn. 1993 wandte ich die AKERBERG-Methode mit besten, sichtbaren Erfolgen an.«

Fast 40 Kilogramm hat Heinz G. an Gewicht verloren und das sehr schön grafisch dargestellt. Hungern mußte er nicht! Werfen Sie bitte einen Blick auf seinen Speiseplan von einer Woche. G.'s Haut ist entgegen alle Erwartungen glatt, nicht trocken und schlaff. Er zeigt sich gern in der Öffentlichkeit. Auch seine Tochter hat nach dem Vorbild des Vaters bereits acht Kilogramm abgenommen.

Körpergewichtsdiagramm

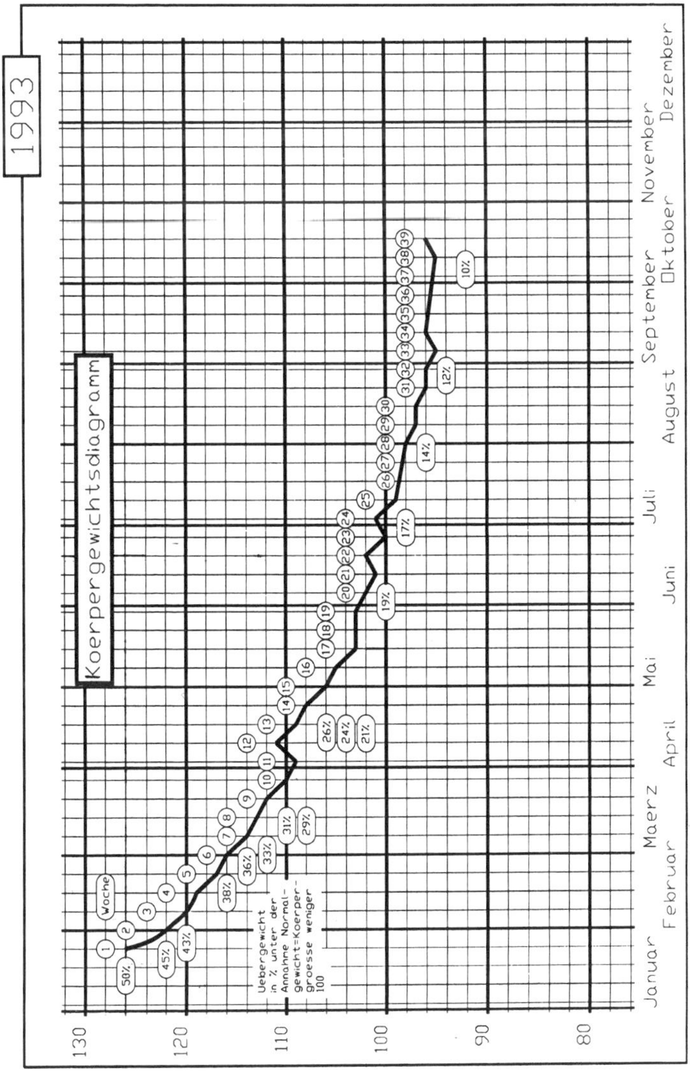

Speise-Stunden-Plan

Heinz G.

9. Woche (12)

12	Montag 22. 3. 93	57.		Dienstag 23. 3. 93	58.		Mittwoch 24. 3. 93	59.		Donnerstag 25. 3. 93	60.		Freitag 26. 3. 93	61.		Samstag 27. 3. 93	62.		Sonntag 28. 3. 93	63.
1 1 2	Tasse St. St.	Matetee Ei Brot	1 2 15 1/16	Tasse St. dag l	Matetee Brot Rindfleisch gedünstet Gemüsesaft	1 1 2	Tasse St. St.	Matetee Ei Salz-stangen	1 1 1	Tasse St. St.	Matetee Ei Brot				1 1 2	Tasse St. St.	Fencheltee Ei Brot			
1	St.	Orange	1	St.	Banane							2	St.	Orangen	1 1	St. St.	Orange Apfel			
15 1 1 1	dag Teller Teller Tasse	Putenfleisch Gemüse Gurkensalat Koffeinfreien Kaffee	1 1	Teller St.	Gemüse-eintopf Spiegelei	12 1	dag Teller	Fisch gedün-stet Kartoffel-salat (o. Öl)	1	St.	Pizza di Mare (klein)	2 1 10 1	St. St. dag Teller	Brot Ei Rindfleisch gedünstet Gemüse	1	Teller	Gemüse	1 12	Teller dag	Gemüse Fisch ged. Salat (grün)
1/8	l	Müsli	1 1/8	St. l	Orange Müsli	1 1	St. St.	Apfel Orange	1 1/8	St. l	Orange Müsli	1	St.	Orange	1/8 1/8	l l	Fruchtsaft Müsli			
1 1/2 3 2	Teller dag St. Tsn.	Gemüse Kräuterbutter Brot Fencheltee	3 1 1/16	St. Teller l	Brot Gemüse Gemüsesaft	1	St.	Kornspitz	1 1	Teller Teller	Gemüse ged. Gurkensalat	4 2	St. Tsn.	Brot Fencheltee	20	dag	Rostbraten (Saftschin-ken)	3 8 2	St. dag St.	Brot Rinder-schinken Ei
						1/2 3/16	St. l	Kornspitz Fruchtsaft	1/16	l	Fruchtsaft	3/16 18	l dag	Fruchtsaft Rinder-schinken				1 1/3	Tasse l	Tee Fruchtsaft

Und hier berichtet ein Arzt aus seiner Praxis:

Fallbeispiel

Der Patient wurde von seiner Frau in die Praxis mitgebracht, weil er seit Jahren unter einer juvenilen Hypertonie litt und in den letzten Jahren exzessiv an *Gewicht* zugenommen hat. Er war sportlich sehr aktiv im Judo und war dort in der schwersten Gewichtsklasse. Da ihm der Sport vom Hausarzt wegen der Hypertonie verboten wurde, hat er an Gewicht noch kräftig zugelegt; er war leistungsunfähig und konnte seinen Beruf als Beamter nur noch mit großen Krankheitspausen ausüben. Die Therapie bestand in antihypertonischen Mitteln, welche er schlecht vertragen hat, sowie in einer kalorienreduzierten Ernährung, die ihm auch nicht gut bekommen ist.
Nach Durchführung der Mineral-Analyse mit der entsprechenden Umstellung der Ernährung war als Augenscheinlichstes die sofortige Gewichtsabnahme um 6 Kilo zu erkennen; der Blutdruck ging langsam zur Norm zurück. Jetzt sind lediglich noch Blutdrucksteigerungen bei großer Aufregung zu verzeichnen. Das Gewicht hat weiter abgenommen, ist wieder im früheren Normbereich, der Patient ist wieder leistungsfähig und kann auch seinen Sport wieder ausüben.
Arztbericht
H. L.

Haarveränderungen und andere Alarmsignale

So wie Veränderungen der Haut immer ein Signal des Körpers sind und auf bestehende Ungleichgewichte des Stoffwechsels hinweisen, so gibt auch das Haar in vielerlei Hinsicht Auskunft darüber, wie wir uns fühlen. Wer unter stumpfen oder brüchigen Haaren zu leiden hat, weiß, wovon ich rede. Ein häufig unterschätztes Signal der Haare können Veränderungen der Haarfarbe sein. Nicht immer müssen diese Farbveränderungen so extrem ausfallen wie bei einem dreißigjährigen Landwirt, der mir seine Haarprobe einschickte und auf den beiliegenden Unterlagen die Frage stellte, ob ich eine Erklärung für den rötlichgrünen Schimmer hätte. Die Ergebnisse der Analyse lieferten die Antwort. Die Gewohnheit, das Trinkwasser aus dem hauseigenen Brunnen zu beziehen, hatte offenkundig zu einer regelrechten Kupfervergiftung geführt. Die Werte waren gegenüber den Normwerten um mehr als das Hundertfache erhöht. Vor allem die Schwermetalle, wie Kupfer, Zink, Eisen und Mangan, sind für die Pigmentbildung der Haare und damit ihre Farbe verantwortlich. Wahrscheinlich haben Sie schon einmal von Menschen gehört, die innerhalb sehr kurzer Zeit graue oder weiße Haare bekamen.
Dieser Verlust von Farbpigmenten steht häufig im Zusammenhang mit einschneidenden Lebensereignissen. Als bekanntes Beispiel dafür stehen die Frontsoldaten, die trotz jugendlichen Alters plötzlich ergrauten. Streß und Schock bewirken ganz offensichtlich eine Blockierung der Einspeicherung verschiedener Elemente. Der Körper ist sozusagen im Alarmzustand und hält dringend benötigte Elemente wie Mangan, Eisen und Kupfer mit allen Kräften zurück. An ihre Stelle treten andere Elemente, die »im Überfluß« vorhanden sind, z. B. Calcium und Zink. Auch beim älteren Menschen läßt sich das Ergrauen der Haare, das sich normalerweise über viele Jahre erstreckt, als Einsparungsmaßnahme des Körpers interpretieren, die auf mehr oder weniger ausgeprägte Mangelzustände an verschiedenen Elementen hinweisen kann.

Jede Art von plötzlicher Farbveränderung der Haare (sofern sie nicht durch Färben zustande kommt, versteht sich) sollte Ihnen als Alarmsignal für mögliche Stoffwechselentgleisungen dienen. Ich

rate in solchen Fällen dringend zur Durchführung einer Haaranalyse – im Blut sind diese nicht erkennbar.
Jede Art von Veränderungen signalisiert der Körper – wir müssen ihn nur verstehen.
An dieser Stelle möchte ich Ihnen ein Beispiel eines Alarmsignals für eine Stoffwechselentgleisung zeigen: ein Kind, das seit einem Jahr nicht mehr wächst, weil die Nahrungsmittel nicht individuell eingesetzt worden sind:

Die Geschichte der kleinen Rebekka M.

Das Kind wurde von den Eltern gebracht, die festgestellt hatten, daß das Kind seit ca. 1 Jahr *nicht mehr wuchs*: Es brauchte weder neue Schuhe noch neue Kleider. Der kinderärztlichen Untersuchung nach lag die Körpergröße um 5 cm unter dem unteren Normbereich.
Die Eltern waren in eine Universitätsklinik geschickt worden, wo Stoffwechseluntersuchungen einen normalen Stoffwechsel ergaben. Dann war die Endokrinologie eingeschaltet worden: Der Befund hatte nichts Krankhaftes im endokrinen System ergeben.
Den Eltern war die Verabreichung von Wachstumshormonen vorgeschlagen worden, was diese jedoch der möglichen Nebenwirkungen wegen abgelehnt hatten.
Diese kritischen Eltern (Mutter: Diätassistentin, Vater: Agraringenieur) standen der Ernährungsumstellung zunächst skeptisch gegenüber, willigten dann jedoch mit dem Bemerken ein: »Es sei ja nichts zu verlieren.«
Die Nahrungsumstellung nach der Mineral-Analyse hatte den sehr deutlichen Effekt, daß das Kind innerhalb von 8 Wochen 10 cm gewachsen ist, sich jetzt unauffällig verhält, nicht mehr müde und apathisch ist.

Auch die hormonproduzierenden Drüsen sind in ihrer Funktion von einem optimalen Stoffwechsel abhängig. So wird verständlich, daß nach Stoffwechsel-Harmonisierung der Organismus eher in der Lage ist, hormonelle Dysfunktionen ohne Hormongabe zu beheben.
Bei Rebekka signalisierte das verzögerte Wachstum, daß im Stoffwechsel etwas nicht stimmte.
Bei dem 37jährigen Klemens R. waren Haarausfall, Heuschnupfen, Rückenschmerzen und eine geringere Leistungsfähigkeit Alarmzeichen, die ihn veranlaßten eine Mineral-Analyse durchführen zu lassen.

Und die Geschichte von Klemens R.

In der Vorgeschichte fällt eine bösartige *Erkrankung des Lymphsystems* (Morbus Hodgkin) vor 27 Jahren auf. 1966 wurden die befallenen Halslymphknoten operativ entfernt, Chemotherapie und Bestrahlung schlossen sich an.
Bis 1973 kam es dennoch zu einer weiteren Ausbreitung der Erkrankung mit Befall der Milz, die daher entfernt werden mußte. Die Krebsnachsorge 1989 brachte keine krankhaften Befunde.
Wie sehen nun seine Analyse-Ergebnisse aus?
Er hat mit einem Calcium-Wert von über 8000 das 21fache des normalen Durchschnittswertes!
Verbrennertyp: extrem langsam.
Der Gegenspieler des Calciums, das Kalium, ist mit 34 (ideal 100) erniedrigt, ebenso Natrium und Eisen. Beachtenswert ist der relativ hohe Kupferspiegel im Verhältnis zum Zink.
Nach sieben Wochen Ernährungsumstellung erfolgte im November 1993 eine Kontrollanalyse.
Der Verbrennertyp war jetzt langsam-gemischt.
Schon daran sieht man, daß die vergangenen Monate der

Ernährungsumstellung »Bewegung« in den Stoffwechsel gebracht haben. Nach all den schlimmen Erfahrungen hat sich Klemens R. extrem streng an die Ernährungsempfehlungen gehalten.
Das Ergebnis ist eindrucksvoll: Der Calcium-Wert ist bereits auf 2100 (von 8320) gesunken.
Das ermöglicht im Laufe der nächsten Wochen auch ein Ansteigen der niedrigen Werte der Elemente, wie Natrium, Eisen, Kalium und Chrom. Das Verhältnis der Elemente Kupfer und Zink hingegen hat sich verbessert.
Klemens R. fühlt sich jetzt wesentlich besser, eben »fit«, wie er sagt. Er klagt nicht mehr über Müdigkeit, die gesamte Leistungsfähigkeit hat zugenommen.
Fachärztliche Kontrollen hinsichtlich der Hodgkin-Erkrankung werden demnächst erfolgen.

1. ANALYSE

11. 03. 1993

ANALYSE-NR. 21683
NAME . . . . Klemens R.
GESCHLECHT . . . . m
ALTER 37

VERBRENNERTYP: . . . . **Extrem langsam**

Um Risiken des aktuellen Stoffwechsels auszuschließen, raten wir zu einer Nachmessung nach 6–7 Wochen (Haarlänge 1–2 cm).

Alle Werte in mg/kg

MINERAL-BEZEICHNUNG	IHR WERT	GRAFISCHE DARSTELLUNG »»»» = Wert außerhalb der Tabelle	[= Toleranzbereich └ = Idealwert
CALCIUM	8320.00	400	»»»» 2500
MAGNESIUM	336.00	60	360
NATRIUM	130.00	250	1500
KALIUM	34.00	100	600
EISEN	4.90	25	150
MANGAN	0.14	2.0	12
KUPFER	20.00	25	150
ZINK	132.00	200	1200
CHROM	0.30	1.2	7.2
PHOSPHOR	330.00	180	1100
KOBALT	0.05	2.2	13
LITHIUM	0.03	0.20	1.2
MOLYBDÄN	0.20	0.11	0.66
STRONTIUM	19.00	1.5	»»»» 9.0
ARSEN	0.05	0.35	2.1

2. ANALYSE

03. 11. 1993

ANALYSE-NR. 23630
NAME . . . . Klemens R.
GESCHLECHT . . . . m
ALTER 38

VERBRENNERTYP: . . . . **Langsam-gemischt**

Um Risiken des aktuellen Stoffwechsels auszuschließen, raten wir zu einer Nachmessung nach 6–7 Wochen (Haarlänge 1–2 cm).

Alle Werte in mg/kg

MINERAL-BEZEICHNUNG	IHR WERT	GRAFISCHE DARSTELLUNG »»»» = Wert außerhalb der Tabelle (▒ = Toleranzbereich, │ = Idealwert)	
CALCIUM	2100.00	400	2500
MAGNESIUM	75.00	60	360
NATRIUM	38.00	250	1500
KALIUM	10.00	100	600
EISEN	5.90	25	150
MANGAN	0.08	2.0	12
KUPFER	20.00	25	150
ZINK	167.00	200	1200
CHROM	0.20	1.2	7.2
PHOSPHOR	194.00	180	1100
KOBALT	0.05	2.2	13
LITHIUM	0.01	0.20	1.2
MOLYBDÄN	0.05	0.11	0.66
STRONTIUM	3.80	1.5	9.0
ARSEN	0.05	0.35	2.1

Haarzellen – das Tagebuch des Stoffwechsels

Nach dem Knochenmark ist das Haar das stoffwechselaktivste Gewebe unseres Körpers. Wenn auch der Urmensch ein wesentlich »dickeres Fell« hatte, mit dessen Hilfe er sich vor allem gegen Kälte und Wärme schützte, so haben auch wir heute noch ca. fünf Millionen Haarzellen über den ganzen Körper verteilt. Besonders dicht ist die Behaarung auf dem Kopf, wo allein etwa hunderttausend Haare wachsen.

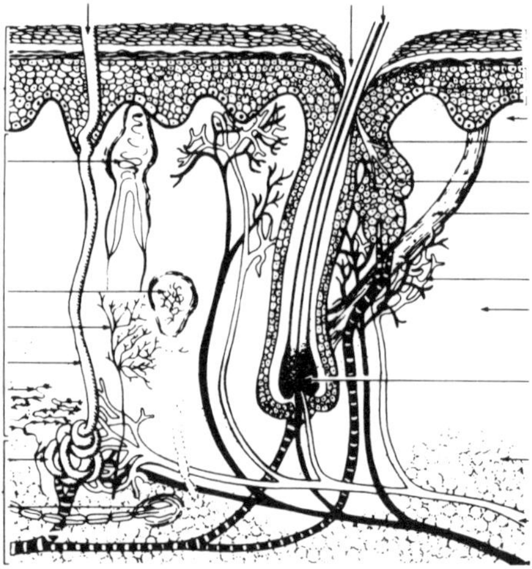

Querschnitt durch Haut und Haar

Jedes Haar besteht aus einem sichtbaren, aus der Haut austretenden Teil, dem Haarschaft und einer Haarwurzel, die in tiefere Hautschichten hineinreicht und über feinste Blutgefäße unmittelbar mit dem Körperkreislauf verbunden ist. Der untere, verdickte Teil der Haarwurzel wird als Papille bezeichnet. Auf der Oberfläche dieser Papille befindet sich die Keimschicht, die für die Bildung neuer Haarzellen verantwortlich ist. Über fein verästelte Blutgefäße wird diese Keimschicht – wie alle anderen Körperzellen – ständig mit Nährstoffen versorgt. Die Zellen der Keimschicht können sich teilen, und so werden ständig neue Zellen produziert, die sich zunächst um die Papille herum ablagern, um dann von den nachfolgenden Zellen weiter in die Haarwurzel vorangeschoben zu werden. Jede einzelne dieser Zellen trägt nun die Stoffe in sich, die zum Zeitpunkt ihrer Bildung »abgelegt« wurden. Auf dem Weg an die Hautoberfläche verhornen die Zellen und binden so die aus dem Blut aufgenommenen Substanzen fest in ihre Struktur ein. Die einmal gespeicherten Stoffe lassen sich unter normalen Umständen noch nach beliebig langer Zeit im Haar nachweisen.

Wenn das Haar aus der Kopfhaut austritt, ist es etwa drei Tage alt. Die durchschnittliche Wachstumsgeschwindigkeit beträgt etwa ein Zentimeter pro Monat, so daß die Untersuchung eines ein Zentimeter langen Haarabschnittes Auskunft über den Zellstoffwechsel eines Monats liefert. Im Gegensatz zu Blutanalysen liefern Haaranalysen also immer »Langzeitwerte«. Je nach untersuchtem Haarabschnitt – Ende, Anfang, Mitte – lassen sich Rückschlüsse auf Veränderungen des Stoffwechsels über beliebig lange Zeiträume gewinnen, vorausgesetzt allerdings, die Haare sind lang genug.
Gerade für die Vorsorgemedizin eröffnen sich heute noch kaum genutzte Möglichkeiten, eine Anbahnung von Stoffwechselungleichgewichten zu erkennen und eine entsprechende Behandlung einzuleiten. So kann zum Beispiel ein rechtzeitiges Erkennen eines ausgeprägten Calcium- und Magnesiummangels manchen drohenden Herzinfarkt verhindern helfen.
Der entscheidende Vorzug des biochemischen Tagebuchs Haar besteht darin, daß es Auskunft über die tatsächlichen Konzentrationen vieler Spurenelemente und giftiger Schwermetalle in den Körperzellen gibt und nicht die reduzierten Mengen, die sich in den Körperflüssigkeiten aufhalten, wiedergibt. Vor allem hinsichtlich der Bestimmung von Schwermetallen erweist sich die Haaranalyse als geeignetes Instrument; entsprechend wird sie auch von der Weltgesundheitsbehörde seit 1981 empfohlen. Eine Weiterentwicklung der Meßtechnik und der Verarbeitung der gewonnenen Daten mit EDV lassen die Möglichkeiten einer zuverlässigen »Schnelldiagnose« aus nur einem Haar näherrücken.

Hände sagen, wer Sie sind

Die Seele des Menschen spricht durch seine Hände. Es gibt nicht nur die sprechenden Augen, sondern auch die sprechenden Hände.

Während wir innerlich ungeduldig oder gar zornig sind trotz Lächelns – die Hände werden es verraten: Sie zittern oder ballen sich zu Fäusten. Das Gesicht kann Ruhe ausstrahlen, während die Hände Nervosität anzeigen.

Die Bewegung der Hände wird bei psychischen Belastungen vom Unterbewußtsein gesteuert, daher ist eine bewußte Verstellung – wie des Gesichts – der Hände meistens nicht möglich.

Die Hände des Menschen zeigen, wie der Mensch wirklich ist, nicht, wie er sein möchte.

Keine Hand gleicht der anderen.

Wie viele Bücher gibt es zu diesem Thema! Die schwielige Hand des Schwerarbeiters unterscheidet sich von der schlanken des geistig Schaffenden, die des Künstlers von der des Buchhalters. Künstler sind bei der Darstellung oder dem Modellieren von Händen stets gefordert.

Vor allem aber erkennt man an den Händen, ob man es mit einem gepflegten Menschen zu tun hat. Schlaffe, weiche Hände verraten den Lebemann, aber auch den Unsicheren und den Kreislaufgestörten mit schwankender Energie; sehnige hingegen den Zielstrebigen, energiegeladenen Menschen.

Habgierige, neidische Menschen können auffallend knöcherne Hände haben, deren Haut oft wachsbleich und pergamentartig ist.

Rote, gut durchblutete Hände sprechen für Gesundheit, Gutmütigkeit, aber auch für Ungeduld!

Graue oder blasse Hände weisen auf Krankheit und Leiden hin.

Feuchte Hände sind Angsthände, verraten Krankheit.

Hände verraten das wahre Alter. Die Haut der Hände gibt Auskunft über den Wasserhaushalt, antwortet auf ein Zuviel und Zuwenig.

Hautausschläge, Infekte der Atemwege und Asthma

Immer mehr Menschen leiden heute an Infekten der Atemwege und Asthma. Bei einem kürzlich durchgeführten Test des Gesundheitsreferates der Stadt München reagierte bereits jedes dritte Kind allergisch und jedes sechste Kind asthmatisch auf Umwelteinflüsse. Bei den Erwachsenen ist die Situation ähnlich.
Hautveränderungen oder -erkrankungen wie Akne, entzündliche und trockene Haut treten meist im Verbund mit anderen sogenannten allergischen Krankheitsbildern auf und stehen häufig in engem Zusammenhang mit typischen Ungleichgewichten des Stoffwechsels und des Mineralhaushaltes. Besonders häufig sind Calciumüberschüsse zu beobachten, die zugleich eine Erklärung für zunehmende Unverträglichkeiten gegenüber Milchprodukten sind.
Hohe Calciumüberschüsse sind für viele entzündliche Hautveränderungen verantwortlich zu machen. Aber auch zunehmende Belastungen mit Schwermetallen wie Blei, Cadmium und Quecksilber werden durch Hautveränderungen angezeigt.
Wie bekannt, ist die Normalisierung des Mineralhaushaltes eine Grundbehandlung auch bei dermatologischen Krankheitsbildern. Wir haben hier in etlichen Fällen allein durch diese Maßnahmen ein Verschwinden der Hauterscheinungen beobachten können.

Fallbeispiel

Christian W., ein 10jähriger Junge, kam mit seiner Mutter in die Sprechstunde. Der Junge erkrankte wiederholt an *Infekten der Atemwege* (Bronchitiden), häufig von *Hautausschlägen* (Exanthemen) begleitet. Die vielen Infekte führten natürlich zu einer allgemeinen Schwäche.
Die Laborwerte zeigten eine leichte Blutarmut (Hämoglobin etwas erniedrigt) und einen Eisenmangel. Die Werte der weißen Blutkörperchen lagen im oberen Normalbereich.

Nach mehreren Therapien bei Kinderärzten, ohne längerfristigen Erfolg, ließen wir eine Mineral-Analyse mit folgenden wesentlichen Ergebnissen durchführen:
schneller Verbrennertyp.
Natrium (399/ideal 250) und Kalium (425/ideal 100) waren deutlich erhöht. Calcium und Eisen waren dagegen erniedrigt.
Danach wurde durch die Mutter eine konsequente diätetische Therapie durchgeführt. Sie ernährte ihren Sohn streng nach den individuellen Ernährungsvorschriften. Durch die Stoffwechsel-Harmonisierung verbesserten sich sämtliche Krankheitssymptome des Kindes.
Es traten fast keine Infekte und Hauterscheinungen mehr auf.
Arztbericht
Dr. St.

Fallbeispiel

Martha A., eine 21jährige Sportlerin, kam ebenfalls wegen eines *allergischen Exanthems* und Infektneigung sowie plötzlichen unerklärlichen Leistungsabfalls in die Praxis.
Die körperliche Untersuchung und die Blutwerte waren insgesamt unauffällig.
Die Analyse ergab:
langsamer Verbrennungstyp.
Calcium extrem erhöht (über 2000)
Natrium, Kalium und Eisen sehr niedrig.
Blei, Nickel und Aluminium waren erhöht.
Auch hier konnten durch die Stoffwechsel-Harmonisierung die krankhaften Symptome weitestgehend zum Verschwinden gebracht werden.
Arztbericht
Dr. St.

Fallbeispiel
Die Patientin Monika L. leidet seit Jahren unter einem *Asthma*, welches als allergisch bezeichnet wurde. Alle Allergietests ergaben jedoch keinen Befund. Die bisherige Behandlung bestand in der Anwendung bronchialerweiternder Sprays und Cortison. Die Patientin konnte ihren Beruf als Sportlehrerin nicht mehr ausüben und war invalidisiert.
Wir begannen die Ernährungsumstellung nach der Mineral-Analyse. Eine Psychoanalyse wurde ebenfalls vorgeschlagen und von der Patientin akzeptiert.
Die Behandlung dauerte etwa ein halbes Jahr; danach war die Patientin völlig beschwerdefrei.
Sie ist inzwischen in ihren Beruf als Sportlehrerin zurückgekehrt, den sie voll und ohne Einschränkungen ausüben kann.
In dieser Zeit wurde sie schwanger. Die Geburt dieses ersten Kindes verlief ohne Komplikationen.
Arztbericht
H. L.

Herpes

Herpes ist eine verbreitete Viruserkrankung, die von Bläschenbildung auf der Haut begleitet wird. Meistens treten diese Bläschen vor allem an den Übergängen von Haut und Schleimhaut auf, also am Mund, an den Augen oder im Genitalbereich. Für die typischen Fieberbläschen an den Lippen ist meist der Herpes-simplex-Virus Typ 1 verantwortlich; die Typ-2-Viren treten vorwiegend im Genitalbereich auf. Offensichtlich spielt, neben der Ansteckungsmöglichkeit, auch eine gewisse Veranlagung eine Rolle. Es ist nicht bekannt, warum Frauen öfter von dieser bis heute nicht heilbaren Viruserkrankung befallen werden als Männer. Die Viren gelangen

nach ihrem Eindringen durch kleine Hautrisse über Nervenstränge bis in die nächstgelegenen Nervenknoten. Dort richten sie erst mal keinen Schaden an. Es bedarf offenbar eines auslösenden Faktors wie Streß, Periode, intensiver Sonnenbestrahlung usw., damit es zu einem »Ausbruch« von Herpes kommt, der sich in unangenehmen Bläschen dokumentiert. Vor allem im Bereich der Schleimhäute vermehren sich die Herpesviren schlagartig. Die Abhängigkeit von der Stärke des Immunsystems ist offensichtlich. Viele Menschen tragen den Herpes-Virus zeitlebens in sich, ohne jemals an ihm zu erkranken. Die ärztliche Behandlung durch Kortikosteroidsalben verzeichnet zwar häufig Anfangserfolge, führt aber zu einer zusätzlichen Immunschwächung, die ihrerseits den nächsten schwereren Ausbruch fördert.
Was kann man gegen Herpes tun? Da die Krankheit generell nicht heilbar ist, bleiben nur wenige Möglichkeiten. Eine besteht darin, durch entsprechende Pflege und Hygiene eine Verschlimmerung der Bläschenbildung zu verhindern oder auch eine leichte Besserung durch Linderung des Juckreizes herbeizuführen. Ich kann zwar nicht garantieren, daß die folgenden Tips für jedermann gleich taugen, aber immerhin habe ich mit jeder einzelnen Empfehlung schon Erfolge bei Herpes-Patienten erzielen können:

Tips:
Für die Hautreinigung empfehle ich eine sanfte Reinigungsmilch, keinesfalls Alkaliseife. Anschließend kurz mit Wasser nachspülen und mit einem saugfähigen Papiertuch trockentupfen. Pflegecremes, die Vitamin A, D-Panthenol, Alpha-Bisabolol (Wirkstoff der Kamille), Thymian, Salbei enthalten, lindern den Juckreiz und wirken entzündungshemmend. Adstringierende Zusätze wie Allantoin können diese Wirkung unterstützen. Dasselbe gilt für Aloe-vera-Gelee, das Sie alle zwei bis drei Stunden auf die betroffenen Hautgebiete auftragen sollten. Bei verschorften Bläschen, die nicht entzündet sind, sollten Sie vorher eine sanfte Peeling-Creme zum Abtragen anwenden. Bei deutlicher Entzündung läßt sich die Verhornung mit Jojobaöl aufweichen. In letzter Zeit wird auch immer wieder von »Behandlungserfolgen« im Sinne einer Austrocknung und schnelleren Abheilung der Bläschen durch Melissenextrakt berichtet. Tra-

gen Sie die jeweilige Substanz niemals mit den Fingern auf, sondern mit einem Wattebausch oder Wattestäbchen, die jeweils nur einmal benutzt werden.
Um einen möglichst unbeschwerten Aufenthalt in der Sonne zu ermöglichen, empfehle ich, Sonnencreme mit hohen Lichtschutzfaktoren bzw. einen Sunblocker aufzutragen.
Von einer Anwendung zinkhaltiger Salben rate ich auf Grund meiner Erfahrung ab.
Ein dauerhafter Erfolg scheint mir jedoch nur gewährleistet zu sein, wenn über eine angepaßte Ernährung Stoffwechselentgleisungen korrigiert werden und die Immunabwehr gestärkt wird. Daß es dabei zu umfassenden Befindensverbesserungen kommt, zeigt eine Zuschrift von Hannelore H., einer vierundfünfzigjährigen Buchhalterin aus München, die nach sechswöchiger Ernährungsumstellung ihre Erfahrungen in Stichworten so zusammenfaßte:
»Gewichtsabnahme von ca. 3 kg in den ersten drei Wochen, wesentlich stärkerer Haarwuchs, Aufflackern alter Beschwerden wie *Herpes* am Mund, Allergie an den Händen, Ausfluß. Innerhalb von einer Woche waren diese Beschwerden jedoch wieder verschwunden und treten seitdem nicht mehr auf.«

Fallbeispiel

Mit ähnlichen Problemen wie Christian W., dessen Fall wir ebenfalls vorstellen (siehe S. 111); suchte eine 45jährige Patientin den Arzt auf. Neben immer wiederkehrenden Infekten der Atemwege und des Magen-Darm-Trakts litt sie häufig an *Herpes-Infektionen.* Zeitweise traten allergische Exantheme auf. Die Patientin fühlte sich häufig erschöpft. Die körperliche Untersuchung war insgesamt unauffällig. Die Blut-Laborwerte lagen ebenfalls im Normbereich.
Die Mineral-Analyse erbrachte folgende wesentliche Ergebnisse:
langsamer Verbrennertyp.

Calcium war etwa um das Dreifache erhöht (12507/ideal 400). Natrium und Kalium waren dagegen extrem erniedrigt. Auffällig war noch ein erhöhter Blei-Wert.
Auch hier brachte die Stoffwechsel-Harmonisierung durch individuelle Ernährung ein Verschwinden der Hautsymptome, und es traten weniger Infekte auf. Die Patientin hatte, als es ihr besserging, die Ernährungsempfehlungen nicht mehr so streng eingehalten. So kam es dann zu einem Rückfall.
Arztbericht
Dr. St.

Fallbeispiel

Die 44jährige Patientin Veronika K. litt an *Herpes-Infektionen*, Heuschnupfen, einer medikamentös behandelten Schilddrüsenunterfunktion, Allergie, niedrigem Blutdruck und Rückenproblemen. Depressionen und Angstzustände beeinträchtigten ihr psychisches Wohlbefinden. Die Patientin lebte in sich gekehrt, fühlte sich häufig schwach, hatte oft kalte Hände und Füße. Die Mineral-Analyse im Oktober 1993 brachte folgende wesentliche Ergebnisse:
extrem langsamer Verbrennertyp.
Schauen Sie sich bitte die Werte in der grafischen Darstellung an! Am auffallendsten und ungewöhnlich ist der sehr hohe Calcium-Wert von 8050 (ideal 400), der immer eine Vielzahl von Symptomen nach sich zieht, wie es ja auch bei Veronika K. der Fall war. Hinzu kommen noch deutliche Erhöhungen der toxischen Metalle Kupfer, Quecksilber, Blei und Nickel. Das Kupfer-Zink-Verhältnis ist ungünstig, es spricht für Entzündungsneigung, wie Herpes-Infektionen.
Zum Zeitpunkt der Drucklegung dieses Buches lagen die Ergebnisse der Kontrollanalyse oder Rückmeldung durch Veronika K. noch nicht vor.

1. ANALYSE

ANALYSE-NR. 23536
NAME . . . . Veronika K.
GESCHLECHT . . . . w
ALTER 44

VERBRENNERTYP: . . . . **Extrem langsam**

24. 10. 1993

Um Risiken des aktuellen Stoffwechsels auszuschließen, raten wir zu einer Nachmessung nach 6–7 Wochen (Haarlänge 1–2 cm).

Alle Werte in mg/kg

MINERAL-BEZEICHNUNG	IHR WERT	GRAFISCHE DARSTELLUNG »»»» = Wert außerhalb der Tabelle (▒ = Toleranzbereich, │ = Idealwert)	
CALCIUM	8050.00	400	»»»» 2500
MAGNESIUM	127.00	60	360
NATRIUM	145.00	250	1500
KALIUM	28.00	100	600
EISEN	11.00	25	150
MANGAN	0.24	2.0	12
KUPFER	58.00	25	150
ZINK	203.00	200	1200
CHROM	0.20	1.2	7.2
PHOSPHOR	194.00	180	1100
KOBALT	0.05	2.2	13
LITHIUM	0.07	0.20	1.2
MOLYBDÄN	0.05	0.11	0.66
STRONTIUM	8.00	1.5	9.0
ARSEN	0.10	0.35	2.1

1. ANALYSE

ANALYSE-NR. 23536
NAME . . . . Veronika K.
GESCHLECHT . . . . w
ALTER 44

VERBRENNERTYP: . . . . . **Extrem langsam**

24. 10. 1993

Um Risiken des aktuellen Stoffwechsels auszuschließen, raten wir zu einer Nachmessung nach 6–7 Wochen (Haarlänge 1–2 cm).

Alle Werte in mg/kg

MINERAL-BEZEICHNUNG	IHR WERT	GRAFISCHE DARSTELLUNG »»»» = Wert außerhalb der Tabelle (▒▒ = Toleranzbereich, │ = Idealwert)	
ALUMINIUM	2.00	1.2	7.5
BARIUM	2.70	1.0	6.0
BLEI	1.90	0.50	3.0
CADMIUM	0.17	0.10	0.60
NICKEL	0.50	0.10	0.60
QUECKSILBER	0.34	0.10	0.60
SILBER	0.14	0.10	0.60
VANADIUM	0.26	0.20	1.2

Insektenstiche

Die durch Insektenstiche hervorgerufenen Hautveränderungen können sehr unterschiedlich ausfallen. Sie reichen von einer geringfügigen Schwellung bis zu Quaddeln und Blasen. Bei entsprechender Veranlagung kann es infolge von Wespen- oder Bienenstichen sogar zu allergischen Schockzuständen kommen, die rasche ärztliche Hilfe nötig machen. Wiederholte Stiche derselben Insektenart können zu einer erhöhten Sensibilität oder auch, wie von Imkern bekannt, zur Immunität führen.

Was kann man gegen Insektenstiche tun? Vorbeugen ist besser als heilen. Diese Devise gilt auch hier. Eine Einreibung mit handelsüblichen Insektenschutzmitteln, soweit sie auf der Haut vertragen werden, ist wohl die wirkungsvollste Abwehrmaßnahme. Keinesfalls sollten Sie sich für Ihre sommerliche Gartenparty mit süßen Düften umgeben, die die Insekten anlocken.

Demgegenüber bieten herbe Duftnoten wie etwa Lavendel und Nelken einen gewissen Schutz. Sehr gut hat sich aus meiner Erfahrung auch Aloe-vera-Gelee bewährt. Nach zwei bis drei Stunden erneut auftragen, damit die Schutzwirkung nicht »verfliegt«.

Bei Bienen- und Wespenstichen sollten ggfs. Stachelreste aus der Einstichstelle entfernt und die kleine Wunde anschließend desinfiziert werden. Adstringierende und kühlende Cremes mit Allantoin, Menthol sowie entzündungsmildernde Substanzen wie Aloe vera, Lavendel, Bisabolol und Hamamelis beugen Schwellungen und Juckreiz gleichermaßen vor.

Kontaktallergien

Vor allem Frauen leiden häufig an der sogenannten Nickel-Kontaktallergie, die durch das Tragen nickelhaltiger Ohrringe und anderer Modeschmuckstücke sowie Knöpfen an Kleidungsstücken hervorgerufen wird. Nach meinen Erfahrungen besteht jedoch wahrscheinlich kein Zusammenhang zwischen der Nickelaufnahme aus Nahrungsmitteln (vor allem pflanzliche Nahrungsmittel enthalten Nickel) und dem Auftreten dieser Kontaktallergie. Dennoch sollte

man sicherheitshalber statt in Edelstahl- in Emaillegeschirr kochen, sofern saure Früchte und Gemüsesorten verarbeitet werden.
Ein einfacher Test, um herauszufinden, ob Sie auf bestimmte Inhaltsstoffe der von Ihnen verwendeten Kosmetika allergisch oder überempfindlich reagieren, ist folgender: Geben Sie eine kleine Menge des Mittels auf eine verborgene Hautstelle (z. B. Ellenbogenbeuge), und warten Sie ab, ob es zu Hautreaktionen kommt. Allerdings lassen sich mit diesem einfachen Trick nur akut auftretende Überreaktionen ausfindig machen. Immerhin, falls solche Reaktionen auftreten, sollten Sie das entsprechende Mittel besser meiden. Am besten ist es natürlich, wenn Sie diesen kleinen Test schon vor dem Kauf durchführen.

Nahrungsmittelallergien und Zusatzstoffe

Allergien treten wahrscheinlich häufiger auf als Überempfindlichkeitsreaktionen. Bestimmte Nahrungsmittel sind dabei ganz besonders »geeignet«, eine allergene Wirkung zu entfalten (nach Angaben der DGE, Auszüge):
Tierische Eiweiße: Salzwasserfische, Schalentiere, Hühnereiklar, Kuhmilch, Rindfleisch, Schweinefleisch, Geflügelfleisch, Innereien
Stein- und Kernobst: Äpfel, Birnen, Pfirsiche, Kirschen, Kiwis usw.
Gemüse: Sellerie, Fenchel, Karotten, Paprika usw.
Gewürze/Kräuter: Anis, Curry, Kamille, Fenchel, Koriander, Kümmel, Pfefferminz, Pfeffer, Thymian, Salbei, Petersilie usw.
Nüsse/Samen: Haselnüsse, Erdnüsse, Walnüsse, Mandeln usw.
Getreide: Roggenmehl, Weizenmehl, Mais usw.
Sonstige: Bäckerhefe, Bierhefe, Johannisbrotkernmehl, Guarkernmehl usw.

Die individuellen Auswirkungen dieser Nahrungsmittel bei Allergikern können unterschiedlich heftig ausfallen und sehr verschiedene Körpergewebe (zum Beispiel Haut oder Lunge) betreffen. Häufig treten auch verschiedene Symptome nebeneinander auf.
Das Meiden der entsprechenden Nahrungsmittel ist im Regelfall nur auf einen gewissen Zeitraum begrenzt. Viele Lebensmittelallergien

können genauso plötzlich wieder verschwinden, wie sie gekommen sind.
Grundsätzlich empfehle ich, nach einer mehrwöchigen Abstinenz von bestimmten Nahrungsmitteln nach und nach wieder mit sehr geringen Mengen nachzuprüfen, ob noch eine allergische oder Überempfindlichkeitsreaktion auftritt.
Bevor Sie sich vor möglicherweise langen Listen von Nahrungsmitteln, die Sie auf Grund eines »Allergietests« meiden sollten, ängstigen, bedenken Sie, daß sehr viele der hier eingesetzten Methoden, u. a. die Anwendung von »Allergen-Extrakten«, heute wissenschaftlich sehr umstritten und vermutlich in vielen Fällen eher fragwürdig als aufschlußreich sind, auch wenn sie sehr »wissenschaftlich« aufgemacht sind.
Bei immer wiederkehrender Nesselsucht, bestimmten Ekzemen, Kontaktallergien, ständigen unklaren Hautreizungen, Asthma, aber auch fortwährender Migräne versucht man zum Beispiel durch eine drei- bis zehntägige Wasser-Kartoffel-Reis-Diät herauszufinden, ob Zusatzstoffe, die vielen industriellen Speisezubereitungen heute beigegeben werden, eine Rolle spielen.
Bei dieser Diät werden folgende – auf den jeweiligen Verpackungen ersichtliche – Zusatzstoffe zeitweilig ausgeschlossen: E 210, E 219, E 200, E 102, E 104, E 110, E 122, E 124, E 127, E 131, E 132, E 141, E 151
Sollte keine merkliche Besserung der Beschwerden eintreten, können diese Zusatzstoffe mit einiger Wahrscheinlichkeit als Ursache ausgeschlossen werden.

Narben

Häufig hinterlassen auch kleinere Verletzungen, wenn die Wundversorgung unzureichend war, häßliche Narben. Das häufig schlecht durchblutete, derbe Bindegewebe der Narben fällt vor allem dann auf, wenn umgebende Hautbezirke durch die Sonne gebräunt sind, die Narbe selbst aber weiß ist. Bei Gesichtsnarben bleibt dann oft kein anderer Weg als eine kosmetische Abdeckung.

Trotzdem kann man nach meiner Erfahrung selbst bei älteren Narben häufig noch positive Veränderungen bewirken. Es ist mittlerweile auch wissenschaftlich bewiesen, daß die Aloe vera sowohl bei frischen als auch bei älteren Narben eine besonders günstige Wirkung zeigt. Sie regt u. a. die Zellneubildung an und kann zum Abbau des derben Bindegewebes und einer Glättung der Haut erheblich beitragen. Vor der Anwendung der Aloe vera sollten Sie eine Peeling-Behandlung im Bereich der Narbe durchführen.
Auch Algenextrakte, Vitamin E, Vitamin A, D-Panthenol und andere die Hautneubildung aktivierende Substanzen wie Meristemextrakt, Fibrostimulin und Borretschextrakt werden zur Narbenbehandlung eingesetzt.
Übrigens, schlecht oder gar nicht heilende Narben sind ein zuverlässiges Zeichen für massive Ungleichgewichte des Stoffwechsels, die am wirksamsten über eine Haaranalyse aufgedeckt und über eine gezielte Ernährungsumstellung behoben werden können.

Neurodermitis (endogenes Ekzem)

Sie ist eine weitverbreitete und stark zunehmende Juckflechte, die schon beim Säugling auftritt und den Betroffenen ein Leben lang verfolgen kann. Sie gilt als chronisches Hautleiden, dessen Ursache bis heute in der offiziellen Medizin als unaufgeklärt gilt. Man vermutete lange Zeit, da Neurodermitis mit ganz bestimmten Krankheitsbildern wie zum Beispiel Hyperaktivität einhergeht, daß das Nervensystem beteiligt ist. Mittlerweile weiß man, daß auch biochemische Prozesse für beide Krankheitsbilder verantwortlich sind. Charakteristische trockene Hautflecken treten besonders an Ellenbogen, Kniekehlen, Hals- und Kopfhaut auf. Sie können aber auch auf anderen Hautpartien vorkommen. Die befallenen Hautareale jucken stark, sind gerötet, trocken, verdickt und meist infiziert, weil der Betroffene ständig kratzt (vor allem nachts). Wer Neurodermitis unmittelbar oder mittelbar erlebt hat oder erlebt, weiß, daß dieses Krankheitsbild die »Hölle auf Erden« sein kann. Medizinische Lexika versprechen dann auch nur: »Mit der richtigen Behandlung kann der Krankheitsverlauf erheblich gebessert werden.«

Nun, da fallen den meisten Therapeuten und Betroffenen nur Cortison, Fett, Antihistaminika, Beruhigungspillen u. a. ein. Daß es auch anders geht – mit Hilfe natürlicher Nahrungsmittel –, möchte ich Ihnen gerne zeigen. Die Beispiele sprechen für sich:

Fallbeispiel

Im Juni 1991 kam Barbara G. mit *Neurodermitis* am ganzen Körper in Behandlung. Sie war 19 Jahre alt, hübsch, aber sehr unsicher, da die Haut besonders am Hals und an den Händen entstellende, wulstartige Entzündungen bildete.
Sie hatte häufig eitrige Mandelentzündungen gehabt, deshalb waren 1981 die Mandeln entfernt worden. Als Kinderkrankheiten blieben Masern und Windpocken in Erinnerung. In der Blutchemie zeigten sich mäßige Entzündungen. Im Darm siedelten Pilze.
Da Barbara G. seit längerem vegetarisch lebte, fiel ihr der strenge Verzicht auf Zucker nicht schwer. Unter der Autovaccinebehandlung des Darms wurde die Haut erheblich besser. Eine weitere deutliche Entlastung der verbleibenden hartnäkkigen Entzündungsherde in den Gelenkfalten erreichten wir mit Akupunkturbehandlung. Bis zum Sommer 1992 war die Haut von Barbara G. bereits weitgehend gesund. Nur die Gelenkfalten blieben hartnäckig gerötet.
Eine Haaranalyse beim Akerberg-Institut führte auch hier zu wesentlich neuen Informationen. Die Patientin hatte erheblichen Natriumüberschuß bei erheblichem Kalium- und Eisenmangel. Daneben fanden sich hohe Belastungen mit Aluminium, Blei und Quecksilber.
Obwohl Barbara G. überzeugte Vegetarierin war, übernahm sie die entsprechenden Ernährungsvorschläge diszipliniert. Die täglichen Fleischmengen blieben zwar immer ein Problem, aber sie schaffte es. So erreichte sie auch, daß die ge-

samte Haut bis auf einen kaum sichtbaren, markstückgroßen Herd im Nacken rein und zart wurde.
Während der ganzen Zeit war Barbara G. zu Hause, da sie auf einen Studienplatz wartete. Die Haut war nun bereits vom Winter 1992 bis zum Herbst 1993 rein. Mit Studienbeginn im Herbst 1993 und Rückfall in alte Ernährungsgewohnheiten mit Vollwertkost setzte eine Verschlechterung ein, die aber auf die Kopfhaut begrenzt blieb. Alte Herde am übrigen Körper flammten dennoch nicht mehr auf.
Arztbericht
E. D.

Fallbeispiel

Die Patientin Helene O. leidet seit vielen Jahren an einem *endogenen Ekzem*, welches den ganzen Körper befallen hat und nur Handflächen und Fußsohlen freiläßt. Sie ist jährlich bis zu vier Mal in einer Universitätshautklinik; es treten immer wieder Besserungen mit dazwischenliegenden neuen Schüben dieses Ekzems auf. Die Patientin hat stark fettiges und äußerst gelichtetes Haar, so daß sie eine Perücke tragen muß. Sie hat ausgerechnet, daß sie pro Jahr ca. 28 kg Cortisonsalben verschmiert. Sie lehnt die Cortisonsalben ab, muß jedoch Schlaftabletten nehmen, weil sie wegen des Juckreizes nicht schlafen kann. Sie muß auch nachts aufstehen und ins kalte Wasser gehen, um den Juckreiz zu mildern.
Nach Vornahme der Mineral-Analyse und entsprechender Nahrungsumstellung war das Ekzem innerhalb von 8 Wochen verschwunden – bis auf kleine Stellen innerhalb des rechten Oberschenkels. Die Patientin ernährt sich immer noch nach dem individuellen Ernährungsplan und läßt ca. halbjährlich ihren Stoffwechsel mittels Mineral-Analyse kontrollieren.
Arztbericht
H. H.

Fallbeispiel

Manuel Z. war gerade 3 Jahre alt, als seine Behandlung wegen *Neurodermitis* und *Pseudokrupp* bei mir begann. Sein hyperkinetisches Syndrom war auffällig. Die Hautekzeme fanden sich vor allem in den Gelenkfalten der Arme und Beine sowie am Hals und im Nacken. Manuel hatte seit dem 4. Lebensmonat Neurodermitis. Er litt an chronischer Verstopfung, hatte häufig Ohrtubenkatarrh mit Ohrenschmerzen, angeschwollene Nasenschleimhäute, war in der Lunge häufig verschleimt. Fast jede Nacht mußte die Mutter wegen seiner Atemwegsstörung drei- bis viermal aufstehen. Nach Angaben der Mutter hatte er noch nie durchgeschlafen.

Wegen des Alters verzichteten wir zunächst auf eine Blutabnahme, machten sofort eine Darmbehandlung, bei der sich Übersäuerung und Candida-Befall zeigten.

Ein Allergietest ergab hohe Empfindlichkeit für Gräserpollen, Birke und Getreide. Dies erklärte teilweise die chronischen Atemwegsbeschwerden. Parallel zur Darm- und Atemwegsbehandlung unter Einbeziehung von Antiallergika ohne Kortison führten wir regelmäßige wöchentliche Akupunktur durch. Ende April 1992 berichtete die Mutter, daß Manuel erstmals seit Geburt durchschlafe.

Während sich die Haut stetig verbesserte, machte die Entlastung der Atemwege zwar Fortschritte, aber ständig begleitet von erheblichen Rückschlägen. Wegen einer Verschlechterung der Lunge im Oktober 1992 sandte ich je eine Haarprobe von Manuel und seiner Mutter an das Akerberg-Institut.

Das Ergebnis brachte eine Überraschung. Der Zellstoffwechsel der Mutter war durch eine überproportionale Kaliumerhöhung schnell. Fast dasselbe Ergebnis fand sich bei Manuel.

Auch sein Stoffwechsel war kaliumüberlastet. Die Werte lagen aber höher: 2950 mg/kg – 15 mal mehr intrazelluläres Kalium als bei seiner Mutter. Manuels Stoffwechsel war extrem schnell. Jetzt war auch sein hyperaktives Wesen erklärbar. Die innere Unruhe durch den enormen Kaliumüberschuß hielt ihn ständig in Bewegung und blockierte auch eine Besserung der Atemwege. Manuels aktueller Stoffwechsel verlangte nach einer angemessenen Ernährung. Das Akerberg-Institut stellte diesen individuellen Speiseplan zusammen, Mutter und Kind hielten sich an die Ernährungsanweisungen. Trotz der nun einsetzenden kalten Jahreszeit ging es Manuel zusehends besser. Zwar stellten sich Atemwegsinfektionen ein, die aber, ohne nächtliche Atemnot auszulösen, wieder leicht verschwanden.

Während die Ernährungsumstellung bis Weihnachten gut geklappt hatte, gestattete die Mutter an Weihnachten ihrem Kind den Verzehr von Süßem und Nichterlaubtem. Die negativen Folgen stellten sich schnell und intensiv ein. Erst ab Februar gingen das Ekzem und die häufigen nächtlichen Pseudokrupp-Anfälle wieder zurück.

Manuel hatte nun selbst gemerkt, daß er um die täglichen Käseportionen und fettreichen Mahlzeiten nicht herumkam, auch wenn er viel lieber Brezen und Bananen gegessen hätte.

Bis zur Kontrollmessung Anfang März hatte Manuel sein hohes Kalium von knapp 3000 mg/kg auf knapp 1000 mg/kg abgebaut. Auch die hohen Schwermetallwerte: Aluminium, Blei, Cadmium, Nickel und Quecksilber waren erheblich gesunken.

Im Herbst 1993 zeigte sich folgendes Ergebnis: Seit Monaten ist Manuels Haut ekzemfrei, die chronische Verstopfung ist verschwunden, die Atemwege lassen sich mit abendlichen Inhalationen freihalten. Manuel ist kein hyperkinetisches Kind mehr, die Schlafstörungen sind verschwunden.

Arztbericht

E. D.

Ödeme (Wassersucht)

Was sind Ödeme?
Ödeme sind schmerzlose, nicht gerötete Schwellungen infolge Ansammlung wäßriger Flüssigkeiten in den Gewebsspalten, z. B. der Haut und Schleimhäute.
Die Ursachen sind sehr vielfältig und sollten durch einen Arzt abgeklärt werden. Manchmal, wie in folgendem Fall, gelingt dies mit üblicher Diagnostik und Therapie nicht. Erst die Ernährungsumstellung brachte Hilfe:

Fallbeispiel

44jährige Patientin, seit Jahren in ärztlicher Behandlung wegen chronischer Obstipation, *chronischer Ödembildung* mit bis zu sieben Kilo Wassereinlagerung, Dysmenorrhoe (schmerzhafte Menstruation) sowie pectanginösen Beschwerden (Herzbeschwerden).
Sämtliche immer wieder bestimmten Blutparameter lagen in der Norm, nur vorübergehend fand sich ein geringer Östrogenmangel. Lediglich bei den Mineralien fiel ein mit 0,65 µmol/l am unteren Rand liegende Wert bei Magnesium auf. Erst die durchgeführte Vollblutanalyse ergab einen massiven Mangel vor allem bei Magnesium, aber auch bei Kalium, Kupfer, Eisen, Zink und Phosphor.
Inzwischen wurde auf Grund der starken pectanginösen Symptomatik der Patientin eine Herzkatheteruntersuchung durchgeführt, die aber einwandfreie Verhältnisse im Bereich der Koronarien erbrachte. Die daraufhin durchgeführte Substitutionstherapie vor allem mit Magnesium erbrachte vorübergehend eine leichte Besserung des Beschwerdebildes. Die Ödeme waren rückläufig, die pectanginösen Beschwerden leichter. Eine später durchgeführte Vollblutanalyse ergab

aber keinerlei Verbesserung des Mineralstoffhaushalts. Daraufhin nahm ich Kontakt mit Professor Holtmeier (Magnesiumpapst) auf, der mir riet, eine intensive Injektionsbehandlung mit Magnesium bei gleichzeitiger oraler Gabe durchzuführen. Daraufhin keine Verbesserung der subjektiven Verhältnisse der Patientin. Das Magnesium im Vollblut sank eher weiter ab. Weiterhin wurde eine Infusionsbehandlung mit hohen Dosen von Magnesium und Kalium durchgeführt, die subjektiv eine leichte Verbesserung des Zustandes der Patientin erbrachte. Eine Untersuchung des 24-Stunden-Urins ergab eine verminderte Ausscheidung von Mineralien.

Daraufhin ließ ich eine Haarmineralanalyse beim Institut Akerberg durchführen. Es ergab sich ein »Verbrennertyp« langsam/gemischt, wobei auffiel, daß der Magnesiumwert im Normbereich lag.

Die Patientin hielt sich sehr genau an die Ernährungsanweisungen, und innerhalb von vier Wochen bildeten sich die Beschwerden der Patientin, besonders die Ödemneigung sowie die pectanginösen Anfälle, zurück. Verblieben sind die Obstipation sowie auch die Menstruationsbeschwerden. Die Therapie wurde inzwischen ein halbes Jahr durchgeführt. Die Patientin ist beschwerdefrei, von seiten des Herzens voll belastbar und hat keinerlei Ödemneigung mehr, so lange sie sich an die Diätvorschriften hält. Im Vollblut bildet sich ohne weitere Mineralstoffgaben das Defizit an Mineralstoffen, vor allem auch bei Magnesium, langsam zurück. Die diätetischen Anweisungen werden weiterhin streng befolgt.

Arztbericht
Dr. M. H.

Rosacea (auch Rotfinnen oder Kupferfinnen genannt)

Was ist Rosacea?
Rosacea ist eine Hauterkrankung, für deren Entstehung die Neigung zu sehr fettiger Haut, Labilität des Gefäßnervensystems sowie Magen-, Darm- und Leberstörungen bedeutsam sind.
Zunächst treten fleckförmige Rötungen, Gefäßerweiterungen, zarte Schuppen, später Schübe von kleinen Pickeln und Pusteln, auch polsterartige Hautverdickungen auf.
Die Erkrankung beginnt gewöhnlich nicht vor dem fünften Lebensjahrzehnt.
Stirn, Nase, Wangen und Kinn sind bevorzugt betroffen. Gelegentlich klagen diese Menschen gleichzeitig über Augenentzündungen (Augenlider, Bindehaut, Hornhaut). Falls die Bindegewebs- und Talgdrüsenwucherungen im Vordergrund stehen, kann es zur Ausbildung der »Knollennase« (Rhinophym) kommen. Davon sind fast nur Männer betroffen.
Woher kommt Rosacea? Es werden verschiedene Ursachen diskutiert, u. a. hormonelle Einflüsse, eine zu fette Ernährung, häufiger Verzehr scharf gewürzter Speisen oder übermäßiger Alkholgenuß (vor allem bei Männern). Die wissenschaftlichen Erkenntnisse sind ähnlich dünn wie bei der Akne vulgaris. Sicher ist, daß auch hier ernstzunehmende Störungen des Gesamtstoffwechsels vorliegen, die durch eine Haaranalyse aufgedeckt werden können. Eine Ernährungsumstellung kann den Stoffwechsel verbessern.
Was kann man noch dagegen tun? Sofern es nicht nur zu fettiger Haut, sondern auch zu entzündlichen Hautveränderungen kommt, sollte ein Arzt zu Rate gezogen werden. Eventuell bestehende Pikkel auf keinen Fall ausdrücken!
Es gelten dieselben Empfehlungen wie für die Hautbehandlung bei Akne.
Bei dieser Hauterkrankung wird der Zusammenhang mit dem Stoffwechsel besonders deutlich. Deshalb kann eine alleinige kosmetische Behandlung der Haut kaum eine befriedigende Besserung bringen.

Schöne Haut und guter Schlaf

Schlaflose Nächte schaden der Haut und der Psyche. Der regelmäßige Griff zu Schlafmitteln ist vielen Menschen heute schon zur traurigen Selbstverständlichkeit geworden. Und trotzdem spricht man heute sogar schon unter Medizinern von der »neuen Müdigkeitskrankheit«, die Hunderttausende von Menschen befallen soll. Da der Mensch nicht nur bei seiner Arbeit Energie einsetzt, sondern auch beim Schlaf, ist es nicht verwunderlich, daß Menschen, die unter Energiemangel leiden, weniger leistungsfähig sind, ihnen die Arbeit schwerfällt und der Schlaf Mühe macht. Ca. 70% der Bundesbürger, vor allem Frauen, leiden unter Energiemangel. In den Haaren der Betroffenen konnten Calciumüberschüsse und niedrige Spiegel der »Energie-Elemente« Natrium und Kalium festgestellt werden.

Das vielgelobte Glas warme Milch vor dem Zubettgehen ist für diese Menschen kaum der geeignete Schlaftrunk. Sie sollten vielmehr einige Zeit besonders zurückhaltend im Verzehr von Milchprodukten aller Art sein. Statt dessen sollten sie lieber regelmäßig ein Stück mageres Fleisch oder Fisch, viel frisches Obst und Gemüse essen. Auch eine Prise Salz auf ein Glas Mineralwasser kann helfen, die Lebensgeister wieder zu wecken.

Allerdings: Es gibt keine gesunde Ernährung für jedermann und jedefrau, genausowenig eine »gesunde Mischkost« für alle Zeiten.

Fallbeispiel

Die Betroffene A. H. erzählt:

»Ich litt unter Schlaflosigkeit, Angstzuständen, Kopfschmerzen, Lebensunlust und Depressionen.

Blut- und Urinuntersuchungen wurden seit Juni 1992 vierteljährlich vorgenommen – ohne krankhaften Befund.

Ich bekam drei verschiedene Psychopharmaka und auch homöopathische Mittel – ohne Erfolg.

Nach einer Mineral-Analyse, die enorme Calciumüberschüsse und niedrige Kalium- und Natriumwerte erbrachte, wurde mir eine Ernährungstherapie empfohlen, die mich im ersten Augenblick verwunderte. Aber schon nach zweieinhalb Monaten Ernährungsumstellung konnte ich wieder durchschlafen. Ich setzte meine Tabletten ab. Mir geht es jetzt seelisch besser, ich bin wieder fröhlich – auch ohne Joghurt. «

Schuppenflechte oder Psoriasis

Was ist Schuppenflechte?
Die Schuppenflechte ist eine der am häufigsten vorkommenden Hauterkrankungen. Sie ist eine chronische oder auch zu Rückfällen neigende Hautkrankheit. Übliche Belastungen werden diskutiert wie bei Neurodermitis und allergischen Krankheitsbildern. Auch geht man davon aus, daß eine Stoffwechselstörung diesem Krankheitsbild zu Grunde liegt. Behandelt wird überwiegend mit äußerlich anzuwendenden Mitteln wie Kortison. Von innen sollen Vitamin-B-Komplex-Präparate heilsam wirken. Sonnenbäder sind auf jeden Fall hilfreich. Daß scharfe Hautreinigungsmittel zu vermeiden sind, ist selbstverständlich. Lauwarmes Wasser ist immer noch das beste Mittel. Für die Pflege gelten dieselben Empfehlungen wie für die trockene Haut.
Was kann man gegen Schuppenflechte wirklich tun?
Ich verweise auch in diesem Fall auf eine Therapie mit Hilfe natürlicher Nahrungsmittel. Denn: Die Haut ist der Spiegel unseres Stoffwechsels. Schauen wir uns gemeinsam die folgenden beeindrukkenden Arztberichte an; und auch Sie werden feststellen, welche Hilferufe ein Stoffwechsel, der sich im Ungleichgewicht befindet, aussendet. Und ihm kann geholfen werden!

Fallbeispiel

Am 9. September 1992 kam Herr Franz P. erstmals zu mir. Herr P. litt seit 15 Monaten an *Psoriasis*.
Zu Beginn der Behandlung war Herr P. 20 Jahre alt. Er hatte gerade seine Lehre als Gärtner abgeschlossen. Nun wollte er eine weiterführende Fachhochschule besuchen.
Er hatte eine schwere Psoriasis. Die Kopfhaut war stark verschuppt, die des Gesichts entzündlich-gefleckt und verschuppt, der gesamte Körper betroffen; besonders über Brust- und Kreuzbein waren große aktive Herde, die quälenden Juckreiz verursachten.
Beim ersten Gespräch berichtete Herr P. über die bisherige Behandlung vor allem auf Kortisonbasis. Allerdings erfolglos. Er saß vor mir und versuchte, sich möglichst versteckt zu kratzen. Vor lauter Juckreiz änderte er ständig seine Sitzhaltung. Jeder seiner Kratzer auf der Kopfhaut oder im Gesicht war begleitet von einem Schuppennieseln.
In der Krankengeschichte fiel neben Masern und Mumps nur eine Lungenentzündung im Jahr 1985 auf.
Weder Blutsenkung noch Differentialblutbild noch ein Antikörper-Screening ergaben deutliche Abweichungen von der Norm. Auch die körperliche Untersuchung ergab mit Ausnahme der zahlreichen Hautherde keinen krankhaften Befund, selbst die Zähne waren in Ordnung.
Da der Patient bis Weihnachten beschwerdefrei sein wollte, leitete ich zunächst eine medikamentöse Pilzbehandlung ein. Die Stuhlanalyse ergab mit pH-Wert 5,5 eine starke Übersäuerung des Darmes und wies Candida-Hefepilze nach.
Ab Mitte November behandelte ich Herrn P. nach Abschluß der Antimykose zum Aufbau des Darmes mit einer Autovaccine und Darmpräparaten. Die Haut zeigte bereits eine nachlassende Rötung der Entzündungsherde.
Da der Patient ungeduldig auf schnelle Besserung drängte,

schlug ich ihm eine Stoffwechselentgiftung mittels der Akerberg-Methode vor. Ich sandte eine Haarprobe ans Institut. Anfang Dezember lagen die Ergebnisse vor: Der Zellstoffwechsel war verlangsamt. Im vorliegenden Fall hieß dies, daß der Stoffwechsel vor allem durch Magnesium dominiert war, Kalium und Natrium dagegen vermindert waren. Das Mineralsalzprofil zeigte außerdem eine ausgeprägte Energiestörung, was auf häufige Blutzuckerschwankungen im Laufe des Tages schließen ließ. Die hohe Entzündungsaktivität der Haut fand sich ebenfalls im Kupfer-Zink-Verhältnis wieder. Zur Überraschung von Herrn P. wies die Analyse auch eine hohe Belastung mit Aluminium und etwas geringer auch mit Blei nach. Da Herr P. sehr diszipliniert war, verzichtete er trotz Weihnachten weiterhin auf Süßes. Den vom Akerberg-Institut zusammengestellten Ernährungsplan zum Mineralsalzprofil hielt er gewissenhaft ein. Er mußte vor allem auf Fette und Milchprodukte verzichten.
Bereits Mitte Januar konnte ich einen deutlichen Rückgang aller Herde feststellen. Die Extremitäten waren bis auf zwei stecknadelkopfgroße Reste frei. Deshalb machten wir schon Anfang Februar die Nachmessung des Mineralhaushaltes. Diesmal war die Stoffwechsellage schnell. Natrium und Kalium dominierten nun den Zellstoffwechsel. Das bewies, daß Herr P. sehr genau den Ernährungsplan umgesetzt hatte, fast ein bißchen zu genau. Als Zeichen einer fortschreitenden, erfolgreichen Entgiftung waren auch die Aluminium-Spiegel weiter angestiegen, ebenso von Blei, und selbst die Depots von abgelagertem Cadmium begannen sich aufzulösen.
Der Patient war mit seinem Zustand bereits ganz zufrieden. Der Juckreiz war ohne Medikamente zu ertragen. Anfang April machte Herr P. eine Reise ins Elsaß. Den kulinarischen Verlockungen konnte er nicht völlig widerstehen. Die Herde um die Augenbrauen, auf Brust und Kreuzbein wurden wieder aktiv. Das war Warnung genug.

Als ich Herrn P. im Mai '93 wiedersah, waren aber die Folgen dieses Rückfalles schon wieder verschwunden. Wir machten im Juni '93 zur Dokumentation Ganzkörperphotos genauso wie zu Anfang der Behandlung.
Auf den neuen Aufnahmen waren die ehemaligen Herde nur noch an einem relativen Pigment-Mangel zu erkennen.
Kein Juckreiz, keine Entstellung, keine Angst im Schwimmbad mehr. Herr P. war beschwerdefrei und glücklich.
Arztbericht
E. D.

Fallbeispiel

Patientin: weiblich, 35 Jahre
Familienanamnese:
Väterlicherseits war *Schuppenflechte* der Haut und der behaarten Kopfhaut in verschiedenen Verwandtschaftsgraden aufgetreten.
Eigenanamnese:
Seit dem 17. Lebensjahr bestehende *Schuppenflechte* der Kopfhaut. Intensität wechselnd, Verschlechterung während der Schwangerschaft.
Eine Beteiligung der Haut erfolgte selten und nur in kleinen Herden an den Unterarmen. Spontane Abheilung.
Seit etwa 10 Jahren treten meist in den Herbst- und Wintermonaten Schmerzen in den Hand- und Sprunggelenken beidseits auf. Hierbei handelt es sich möglicherweise um eine Arthropathie bei Schuppenflechte.
Bisherige Behandlung:
Teerhaltige Shampoos und Packungen – dadurch zeitweilige Besserung.
Bisherige Ernährung:
– fleischarme Mischkost
– Milchprodukte

– täglich Haferflocken
– reichlich Süßigkeiten, Schokolade, Kaffee.

Dabei traten im Tagesverlauf regelmäßig starke Ermüdungen mit Konzentrationsmangel und vorübergehender Reizbarkeit auf. Nach Kaffeegenuß und Aufnahme zuckerhaltiger Nahrungsmittel war der Zustand für die nächsten 2–3 Stunden rasch behoben.

Die Schuppenflechte hatte sich in den vergangenen 4 Monaten über die gesamte Kopfhaut ausgedehnt. Die Anwendung verschiedener medizinischer Shampoos führte noch zu einer Verschlechterung des Hautbefundes.

1. Mineral-Analyse am 9. 9. 93:

Verbrennertyp: langsam

Calcium (1070,8) gegenüber seinem Gegenspieler Kalium um das Dreifache erhöht

Natrium, Kalium, Eisen, Mangan und Kupfer erniedrigt

Auffallend niedriger Chromspiegel, der die von der Patientin angegebene regelmäßige Neigung zur Unterzuckerung bestätigt.

Zwei Wochen nach Beginn der Ernährungsumstellung traten typische Symptome des Schwermetallabbaus auf: 3 Tage Kopfschmerzen, vorwiegend nachts Gelenkschmerzen, Abgeschlagenheit und Gliederschmerzen. Gleiches wiederholte sich für 3 Tage in der 4. Woche.

Während der bisher neunwöchigen Ernährungsumstellung kam es in den ersten 6 Wochen noch zu einer Verschlechterung des Kopfhautbefundes. In der 7. und 8. Woche jedoch trat ohne weitere Anwendung von lokalen Externa (Shampoo, Packungen) eine deutliche Besserung ein. Jetzt ist die Kopfhaut, bis auf einzelne ganz diskrete Herde, bereits völlig reizlos. Der Allgemeinzustand ist gut, keine Müdigkeit, keine Abhängigkeit von Kaffee und Süßigkeiten mehr.

Arztbericht
Dr. G.

Sommersprossen

Sie sind wohl die bekanntesten Farbveränderungen der Haut und treten besonders häufig bei Menschen mit rötlichbraunem oder rötlichblondem Haar auf. Sie sind völlig harmlos und werden wahrscheinlich vererbt, so daß man meist nur die Wahl hat, sich zu ihnen zu »bekennen« oder sie mehr oder weniger erfolgreich vor der Umwelt zu verbergen. Überwiegend befinden sie sich häufig im Gesicht, links und rechts von der Nase. Sonnenbestrahlung führt zu einer intensiven Bräunung der Sommersprossen, die dann um so mehr auffallen.
Was kann man gegen Sommersprossen tun? Die gescheitere Frage ist: Soll man überhaupt etwas gegen Sommersprossen tun? Denn schließlich unterstreichen sie nicht selten die Individualität ihres Besitzers.

Tips:
Wie dem auch sei, zumindest in den Sommermonaten bzw. bei intensiver Sonnenbestrahlung können Sie einem allzu starken Hervortreten dieser Pünktchen ganz einfach entgegenwirken, indem Sie mit einem Q-Tip oder mit der Fingerspitze einen Sunblocker oder eine Sonnencreme mit einem hohen Lichtschutzfaktor auf die betroffenen Hautstellen auftragen. Vor dem Auflegen des abendlichen Make-ups können Sie auch einige Tropfen Zitronensaft auf die Sommersprossen geben. Das bringt einen zusätzlichen Bleicheffekt.

Sonnenbrand

Anders als in früheren Zeiten gilt heute Blässe durchaus nicht mehr als vornehm. Längst reicht vielen Menschen die Bräune, die sie sich ein- oder zweimal im Jahr während des Urlaubs holen, nicht mehr aus. Gebräunte Haut ist zum Sinnbild von Wohlbefinden, Fitneß, Aktivität und hohem Sozialstatus geworden. Diese Art von »Schönheit« hat allerdings ihren Preis. Daran erinnern uns fast täglich Hautärzte, die nicht nur – weitgehend erfolglos – darauf hinweisen, daß die Haut durch intensive Sonnenbestrahlung schneller altert, son-

dern in den letzten Jahren auch eine deutliche Zunahme von Hautkrebserkrankungen beobachten mußten, die offenbar in engem Zusammenhang mit Schädigungen durch Sonnenlicht stehen. Die Vergrößerung des Ozonlochs läßt für die Zukunft erwarten, daß die Situation sich eher verschlimmert als verbessert.
Welche Auswirkungen hat die Sonne auf die Haut? Das Sonnenlicht ist in verschiedene Wellenlängenbereiche eingeteilt. Der Teil des Sonnenlichts, den wir mit unseren Augen wahrnehmen können, ist für die Haut völlig ungefährlich. Nur die unsichtbaren ultravioletten Strahlen können der Haut Schaden zufügen. Im wesentlichen unterscheidet man:
UVA-Strahlen: Sie bewirken die eigentliche Bräunung der Haut, sie fördern die Melaninbildung. Gleichzeitig können sie, wenn die Haut nicht hinreichend geschützt wird, eine Austrocknung mit zunehmender Faltenbildung und grobporiger Hautoberfläche bewirken. Diese »Austrocknung« kann auf längere Sicht auch zu einer schnelleren »Verklebung« von Kollagen- und Elastinfasern im Bindegewebe führen. Im Endeffekt bedeutet das nichts anderes als eine verfrühte Hautalterung, die nur noch sehr begrenzt wieder rückgängig gemacht werden kann.
UVB-Strahlen: Sie sind hauptverantwortlich für die Entstehung des Sonnenbrandes und wirken indirekt an der Hautbräunung mit. Ihre positive Eigenschaft besteht darin, daß sie an der Vitamin-D-Bildung in der Haut mitwirken.
UVC-Strahlen: Sie sind für den Menschen am gefährlichsten, da sie fast soviel Energie wie Röntgenstrahlen haben. Der größte Teil der UVC-Strahlen wird jedoch in der Ozonschicht »abgefangen«.
Was geschieht bei einem Sonnenbrand? Die Symptome des Sonnenbrands reichen je nach Schwere von einer leichten Hautrötung über Entzündungen bis hin zur Bläschenbildung. Leider wird man sich des tatsächlichen Ausmaßes häufig erst dann bewußt, wenn es schon zu spät ist. In schwereren Fällen kann es am Abend nach dem Sonnenbad neben Schmerzen und Juckreiz auch zu Fieber, Schüttelfrost, manchmal sogar zum Erbrechen kommen.
Wie schützt sich die Haut gegen Sonnenbrand? Die Bräunung der Haut, die im wesentlichen eine Abwehr gegen das Eindringen der Sonnenstrahlen in tiefere Hautschichten darstellt, nimmt, wie jeder

weiß, einige Tage bis Wochen in Anspruch. Ein anderer Schutzmechanismus besteht in einer Verdickung der Oberhaut, der sogenannten Lichtschwiele. Ihr Lichtschutz wird schneller wirksam. Bei wiederholter Sonneneinwirkung ist die Haut, sofern es nicht zu einem Sonnenbrand kommt, von Tag zu Tag besser gegen die Sonne geschützt. Die Kosmetikindustrie spricht von einem erhöhten Sonnenschutzfaktor.

Pflegemittel gegen das Auftreten von Sonnenbrand: Sonnenschutzpflegemittel können den natürlichen Sonnenschutzfaktor der Haut erhöhen. Wir können uns nicht nur länger ohne Gefahr in der Sonne aufhalten, sondern auch in gewissem Maß Einfluß auf die Geschwindigkeit der Hautbräunung nehmen. Je mehr Zeit wir der Haut am Anfang geben, sich allmählich zu bräunen, desto tiefer und dauerhafter wird die Bräunung werden.

Die im Sonnenschutz enthaltenen Substanzen stellen sozusagen einen gezielten Schutzfilter dar. Je höher der Lichtschutzfaktor des jeweiligen Präparats, desto länger können Sie sich in der Sonne aufhalten.

Höhere Lichtschutzfaktoren als zwölf sind gleichbedeutend mit einer vollständigen Blockierung der Einstrahlung. Präparate mit diesen Faktoren werden entsprechend als Sun-Blocker bezeichnet.

Für die Durchschnittshaut des Mitteleuropäers empfiehlt sich anfangs die Verwendung eines Präparats mit einem Lichtschutzfaktor zwischen sechs und acht. Besonders empfindliche Hauttypen mit blonden bis rötlichen Haaren sollten mindestens mit Faktor zehn beginnen.

Den höchsten Marktanteil unter den Sonnenschutzmitteln besitzt Sonnenmilch, zumindest während der Sommermonate. Gegen die UV-Strahlung im Hochgebirge sind Cremes effektiver.

Sonnenmilch in Form von Öl-in-Wasser-Emulsionen hat den Vorzug, daß sie leicht auf der Haut zu verteilen ist und schnell einzieht. Wasser-in-Öl-Emulsionen dagegen, aus denen die meisten Sonnencremes bestehen, sind schwerer einzureiben und fetten etwas stärker, so daß die Haut sich leicht klebrig anfühlt. Sie schützen die Haut allerdings besser vor dem Austrocknen und müssen nicht so häufig aufgetragen werden wie Öl-in-Wasser-Emulsionen.

Bitte bedenken Sie, daß mehrmonatige Lagerung von Sonnen-

schutzmitteln die Schutzwirkung erheblich reduzieren kann. Kaufen Sie deshalb immer erst kurz vor dem Urlaub ein, und vernichten Sie die Reste aus dem Vorjahr.
Beachten Sie bitte, daß selbst fettige Haut unter dem Einfluß der Sonnenstrahlen leicht austrocknen kann. Auch diese Haut läßt sich mit einer Sonnenmilch, die öfter aufgetragen wird, gut vor dem Austrocknen schützen.
Reine Sonnenöle mögen einen sehr intensiven Bräunungseffekt ausüben. Für eine Daueranwendung sind sie jedoch in jedem Fall ungeeignet, da sie die Fähigkeit der Haut zur Wasserspeicherung beeinträchtigen und folglich die Austrocknung beschleunigen.
Hautpflege nach dem Sonnenbad: Die sogenannten After-Sun-Präparate sollen die Haut kühlen und ihr Feuchtigkeit geben, was ihren besonders hohen Wasseranteil erklärt.
Entzündungshemmende, lindernde und andere Zusätze tragen zur Beruhigung der Haut und einem angenehmen Hautgefühl bei. Geeignete Substanzen sind Allantoin, Aloe vera, Alpha-Bisabolol, Vitamin A, Panthotenat und Vitamin D, Meristemextrakt usw.
Auch wenn Sie sich bereits einen Sonnenbrand geholt haben, können Ihnen Lotionen mit diesen Zusätzen dienlich sein und die Heilung beschleunigen. Sollten Sie nach vierundzwanzig Stunden doch noch Spuren von Sonnenbrand entdecken, sollten Sie sich sicherheitshalber ein Sunblocker-Präparat einpacken, falls Sie sich wieder der Sonne aussetzen.
Manche After-Sun-Präparate enthalten auch Zusätze des Selbstbräuners DHT, die eine besonders nachhaltige Bräunungswirkung unterstützen sollen. Bei spürbar gereizter Haut würde ich von diesem Zusatz jedoch abraten.

Vegetarismus und Haut

Leben Vegetarier gefährlich?
Meine Erfahrungen haben gezeigt, daß ein konsequenter Verzicht auf Fleisch, Fisch und Geflügel zu Störungen des Mineralhaushalts führen kann, die sich allein durch Blutuntersuchungen kaum feststellen lassen. Besonders oft konnte bei Vegetariern ein unausgewo-

genes Verhältnis der beiden »Immun-Elemente« Kupfer und Zink in den Haaren festgestellt werden. Die Betroffenen haben häufig eine fahle Haut, die besonders anfällig für Entzündungen ist.
Viele Vegetarier versuchen, den möglichen Eiweißmangel durch einen erhöhten Verzehr von Milchprodukten wettzumachen. Das kann aber zu einer Anhäufung von Calciumüberschüssen führen, die den Stoffwechsel und den Energiehaushalt auf die Dauer zusätzlich belasten. Zunehmende Mattigkeit und Schlafstörungen sind Symptome, die Vegetarier deshalb besonders ernst nehmen sollten.

Fallbeispiel:

Vor eineinhalb Jahren suchte mich eine 28jährige Frau in meiner Praxis auf, weil sie den ganzen Winter lang immer wieder krank war. Eine Erkältung folgte der anderen. Außerdem bestand bei der jungen Frau eine Neigung zu unreiner, zu papulo-pustulöser Entzündung neigender Haut. Die bisherigen klinischen und laborchemischen Untersuchungen ergaben keine weiteren pathologischen Befunde.
Ich besprach mit der Patientin verschiedene Behandlungswege und riet zu einer Mineral-Anlayse der Haare. Die junge Frau willigte ein, obwohl sie sich als Vegetarierin ernährungsmäßig eigentlich festgelegt hatte.
Die Analyse ergab, daß es sich bei der Patientin um einen langsamen Verbrenner handelte.
Die Calciumwerte waren um das 6fache erhöht, Kalium und Natrium entsprechend niedrig. Die Relation der »Immunelemente« Kupfer und Zink war ebenfalls ungünstig, typisch für Vegetarier.
Die Ergebnisse der anschließenden Ernährungsumstellung waren verblüffend.
Lesen Sie dazu einen Brief der Patientin:
»Seit acht Jahren war ich *Vegetarierin* (aus politischen Gründen) gewesen, hatte jedoch seit geraumer Zeit das Bedürfnis nach »deftigem« Essen. Ich löste das Problem bis dahin mit gebratenen Auberginen oder Getreidebratlingen, die nur so in Fett schwammen. Und weil frau als Vegetarierin ja viel Eiweiß braucht, aß ich Unmengen von Käse und Joghurt (obwohl mir gerade auf Joghurts oft übel wurde – aber Joghurts machen ja schlank . . .). Darüber hinaus wäre ich am liebsten in jede Bäckerei (oder noch besser: Konditorei) hineingegangen, weil mein Drang nach Süßem fast unstillbar war. Es kostete jedesmal viel Überwindung, dies nicht zu tun. Natürlich hatte ich auch ein paar Kilo zuviel, die ich durch Selbstbeherr-

schung immer wieder reduzierte... Dementsprechend sah auch meine Haut aus: Teenagerpickel mit 28 Jahren, obwohl ich viel im Bioladen einkaufte.

Ich hielt mich zu ca. 70% an die Vorgaben der Analyse, und dennoch hatte sich nach ca. 4 Monaten vieles verändert: Freunde sprachen mich an, weil ich so dünn geworden war (es waren 3 Kilo, aber die fehlten an den richtigen Stellen). Mein Drang nach Süßem hatte sich auf ein Normalmaß reduziert, und ich konnte plötzlich viel mehr essen. Welch ein Genuß! Vor allem merkte ich, daß ich wieder ein Gefühl für die Bedürfnisse meines Körpers bekommen hatte: Ich weiß seither, wann mein Körper welche Nahrung braucht. Und wenn ich mich mal nicht an den »Speiseplan« halte, dann hat das keine schlimmen Auswirkungen, weil mein Körper insgesamt im Gleichgewicht ist. Die Hautprobleme gibt es so gut wie gar nicht mehr, außer ich war die ganze Nacht tanzen. Im ganzen letzten Winter hatte ich nicht eine Erkältung, obwohl ich mit behinderten Kindern arbeite und zudem noch im Examensstreß stand!«
Ich hätte nie gedacht, daß ich auch einmal zu den Leuten gehören könnte, die essen können, was sie wollen, ohne dick zu werden!

Die Kontrollanalyse konnte schon einen Rückgang des Calciums um 1500 und einen mäßigen Anstieg der Energieelemente Natrium und Kalium zeigen. Die übrigen Werte entsprachen der Tendenz zum Ausgleich der Ungleichgewichte.
Auch war der Körper bereits in der Lage, Blei abzubauen. Die Patientin hielt sich weiter an die Ernährungsempfehlungen. Ergänzende Behandlungen waren nicht erforderlich.
Gräfin W.
H. P.

Wasser und Haut

Wußten Sie schon, daß unser täglicher Umgang mit *Wasser* nicht nur ein Umgang mit einem flüssigen Medium aus zwei Wasserstoffatomen und einem Sauerstoffatom ist?
Wasser ist nicht nur H_2O. Wasser ist ein Energie- und Informationsträger mit eigenem Frequenzmuster, der andere Frequenzmuster aufnimmt, speichert und weitergibt. Mit anderen Worten, so wie das Wasser Energie und Informationen aufnimmt, gibt es sie auch ab.
Unser Leitungswasser, das wir trinken, mit dem wir kochen und uns waschen, ist zwar hygienisch reines Wasser aber kein lebendiges, gesundes Wasser und damit biologisch aktives Wasser.
Ich möchte Ihnen hier nur einen kleinen Einblick in die »Welt des Wassers« geben, für einen größeren empfehle ich Ihnen das Buch »Geheimnis Wasser. Von heilenden und krankmachenden Wässern« von R. D. Will, das vor kurzem erschienen ist.
Unser Trinkwasser ist durch Pumpen, kilometerlange Rohrsysteme und hohen Leitungsdruck ebenso geschädigt wie durch seine chemische Behandlung und Schadstoffeintragungen. Auch Wasser wird krank, wenn es unter Druck gerät und sich nicht frei bewegen kann...

Inzwischen gibt es verschiedene Methoden zur »Wasserbelebung« und Systeme, das Trinkwasser nachaufzubereiten, es von materiellen Schadstoffen, den elektromagnetischen Schwingungen der Schadstoffe und ihren Informationen auf den Organismus zu befreien und energetisch-informationell aufzuladen: ihm harmonische Schwingungen aufzumodulieren, wodurch es disharmonische neutralisieren und weiter harmonische aufnehmen kann. Was im Klartext auch heißt, »daß schwermetallverseuchtes Wasser selbst nach einer gründlichen chemischen Aufbereitung die Schadstoffinformationen der Schwermetalle« weitergibt, so nach Ludwig, dem wissenschaftlichen Berater der World Research Foundation. Zitiert aus: »Umweltmedizin« von M. Treven.
Auf dem Markt werden diverse Geräte zur Wasserbelebung angeboten, die sowohl am einzelnen Wasserhahn als auch am Haus- oder Wohnungsanschluß angebracht werden können.

Belebtes Wasser schmeckt nicht nur frischer, es fördert die Verdauung und den Zellstoffwechsel, es wirkt von innen wie von außen. Waschen Sie sich mit diesem energetischen Wasser, werden Sie das an Ihrer Haut fühlen, und sie wird es Ihnen danken. Auch damit gewaschene Wäsche fühlt sich angenehmer an. Gießen Sie damit Ihre Blumen oder Ihr Gemüse, werden diese es Ihnen mit Frische und Energie danken und Ihrer Gesundheit dienen. Das »Gedächtnis« des Wassers nutzt die *Homöopathie*; die Schwingungsmuster des Organismus und seiner Flüssigkeiten nutzen mittlerweile verschiedene Diagnose- und Therapieverfahren, die einerseits die »ultrafeinen körpereigenen Energien« oder »patienteneigenen Schwingungen« und andererseits die »natürlichen Umweltenergien« in Anwendung bringen. Diese sogenannten Bioresonanztherapien aktivieren die Heil- und Ordnungskräfte des Körpers. Physiologische Frequenzen werden aktiviert, die pathologischen (disharmonischen) eliminiert, krankmachende Energie gelöscht ebenso fehlende oder in der Intensität zu geringe biologische Energien aus der Umwelt zugeführt, die körpereigenen Schaltkreise wieder aktiviert. Diese Verfahren (Untersuchungsmaterial sind Körpersekrete), wie die Moratherapie, halte ich für eine natürliche, die Stoffwechsel-Harmonisierung unterstützende, Therapieform.

Vor dem Hintergrund dieses neuen Wissens um die Schwingungsmuster belebter und unbelebter Materie und ihre Übertragungen erscheinen auch die Nahrungsmittel und ihre Wirksamkeit in einem neuen Licht. So individuell das Muster des einzelnen Menschen ist, so individuell ist das des einzelnen Nahrungsmittels.

Zum Schluß ein Wort zum Streß

Streß hat viele Ursachen und ist so alt wie die Menschheit selbst. Er gehört zum Leben und ist unentbehrlich, denn er versetzt uns in die nötige Alarmbereitschaft, wenn es gilt, plötzlich auftretende, schwierige Situationen zu meistern. So hat es die Natur jedenfalls vorgesehen.
Dauerstreß allerdings, über den sich heute immer mehr Menschen beklagen, kann zu ernsthaften gesundheitlichen Störungen führen, die sich auch im Mineralhaushalt niederschlagen.
Es kommt vor, daß beispielsweise hohe Überschüsse von Natrium in den Haaren zu finden sind, auch bei Menschen, die fast völlig auf Kochsalz verzichten. Bei Streß halten die Nieren Natrium zurück, um den Körper vor möglicherweise drohenden Flüssigkeitsverlusten, wie durch Verletzungen, zu schützen. Für den Urmenschen war das sicher ein manchmal lebensrettender Reflex. Aber heute kann Dauerstreß, zumal wenn er fast nie aktiv ausgelebt wird, dauerhafte Verschiebungen im Gleichgewicht des Mineralhaushalts bewirken.
Besonders häufig sind überaktive Kinder und Männer im Alter von vierzig bis sechzig Jahren von erhöhtem Natrium in den Zellen betroffen. In Blut und Urin lassen sich diese Überschüsse leider nicht nachweisen. Bei der Stoffwechsel-Harmonisierung spielt eine besondere Zurückhaltung beim Salzen keine Rolle für den erfolgreichen Abbau überschüssigen Natriums; seine Antagonisten sind zu stärken, das Gleichgewicht unter den Elementen ist herzustellen, was eine individuelle Ernährung bewirkt.

Kapitel VII
Kosmetika: Was ist drin, und was ist dran? Von Aceton bis Vitamin

Was ist drin – und was ist dran an den für den Laien kaum überschaubaren Inhaltsstoffen moderner Kosmetika? Wie Sie sehen werden, sind viele Zutaten schon seit Generationen bekannt und bewährt. Häufig macht es eben vor allem die Verpackung, um ein Produkt als völlig neuartig zu präsentieren. Allein schon deshalb lohnt es sich häufig, einen genaueren Blick auf den Inhalt von Kosmetika und anderen Hautpflegemitteln zu werfen und verschiedene Produkte daraufhin zu vergleichen. Das schließt natürlich immer auch einen Preisvergleich mit ein!
Sicher kann Ihnen der kleine, alphabetisch geordnete Ratgeber, den ich für Sie zusammengestellt habe, manche wertvolle Information an die Hand geben.
Aceton: Ungiftige Lösungsflüssigkeit, die leicht verdunstet und feuergefährlich ist. Riecht herb aromatisch und wird häufig bei Nagellack oder Nagellackentferner als Lösungsmittel verwendet. Auf Grund der stark entfettenden Wirkung des Acetons sollten Sie darauf achten, daß Ihr Nagellackentferner zugleich rückfettende Substanzen enthält.
Adstringentien: Adstringierende, d. h. die Haut zusammenziehende Substanzen verschließen die Hautporen mehr oder weniger stark und senken dabei zugleich die Empfindlichkeit der Nervenendigungen in der Haut. Meist kommt es gleichzeitig zu einer Glättung der Haut. Wegen ihrer schweißhemmenden Wirkung werden Adstringentien auch gerne in Deos verwendet. Essigsaure Tonerde, Eichenrindenextrakt, Alkohol und Aluminiumsalze werden häufig als Adstringentien eingesetzt. Aluminiumhaltige Deos, und das sind die meisten der im Handel erhältlichen, sollten Sie sparsam anwenden, da Aluminium vermutlich auch über die Haut in den Körper gelangen und zu Stoffwechselstörungen führen kann.

Ätherische Öle: Flüchtige Öle mit sehr intensivem Geruch, die durch Destillation, chemische Lösung usw. aus Pflanzen gewonnen werden. Je nach Klima und Erntegebiet kommt es zu den verschiedensten Duftvarianten. Heute werden ätherische Öle häufig synthetisch hergestellt, um eine gleichbleibende Qualität zu gewährleisten. Diese Produkte sind ebenso gut verträglich wie natürliche Öle.

Äthersulfat (auch Ethersulfat)**:** Ein weitverbreiteter Waschgrundstoff (Tensid). Auch in hartem Wasser liefert Äthersulfat eine zuverlässige Grundlage für schaumiges Vergnügen. Bei der Herstellung entstehen geringe Mengen des giftigen Dioxan. Dieser Giftstoff wurde vor einigen Jahren in recht hohen Konzentrationen in Körperpflegemitteln nachgewiesen, was dazu führte, daß die Produktionsmethoden umgestellt wurden. Heute dürften die enthaltenen geringen Dioxanmengen kaum mehr eine Rolle spielen. Die für sich genommen recht aggressive Wirkung von Äthersulfat auf der Haut, kann durch entsprechende Kombination mit anderen Inhaltsstoffen (zum Beispiel Betaine, Glycerinderivate, Eiweißhydrolysate) entschärft werden.

Aloe vera: Sie geht unter die Haut. Das können Sie selbst am eigenen Leibe leicht feststellen, etwa wenn Sie sich eine kleine Hautwunde, einen Insektenstich oder auch einen Sonnenbrand zugezogen haben. Schon kurz nach dem Auftragen des Gels spüren Sie seine kühlende, adstringierende, schmerzlindernde abschwellende Wirkung. Ein bewährtes Hausmittel gegen Sonnenbrand können Sie sich aber auch schnell selbst zubereiten, indem Sie 20 ml des Aloe-Zehnfachkonzentrates mit 100 ml abgekochtem Wasser und evtl. noch 20–40 Tropfen Kamillenextrakt mischen. Selbst in der medizinischen Praxis wurde das Aloe-vera-Gel bei verschiedensten Hautbeschwerden mit großem Erfolg eingesetzt. Dr. S. aus Garland faßt seine Erfahrungen mit dem Einsatz des Aloe-Vera-Gels in einem Brief eindrucksvoll zusammen:

»Sonnenbrand 1. Grades: exzellent, völliges Verschwinden nach 24 Stunden. Ansteckende Dermatitis: spektakuläres Verschwinden in sehr kurzer Zeit. Verbrennungen 1. und 2. Grades: Schmerznachlaß innerhalb von 20–30 Minuten. Heilungszeit auf ca. 50% der sonst üblichen vermindert. Herpes simplex, Mundgeschwüre:

stark verminderte Genesungszeit. Akne vulgaris (mit und ohne Pusteln): unzweifelhaft bisher das beste Ergebnis, Nachlassen von Schmerz und Jucken, Abflauen der Infektion, weit weniger Narbengewebsbildung. Insektenstiche oder -bisse: alle Schwellungen nach 2–4 Stunden verschwunden. Verschiedene Kleinverletzungen: starke Verminderung der Heilungszeit.«

Bei den alten Griechen erfreute sich eine Mischung von Aloe-vera-Gel mit Lakritze als Reinigungsmittel der Haut sowie beim Einsatz gegen Ekzeme besonderer Beliebtheit. Mit Honig und Wein gemischt wendeten die Griechen Aloe vera auch als Gurgelmittel bei Hals- und Mandelentzündungen erfolgreich an. Eine Mischung von Aloe vera mit Wein kommt noch heute auf den Philippinen beim Kampf gegen Schuppen und Haarausfall zur Anwendung. Einfache, aber bewährte Hausmittel, die Sie ruhig einmal selbst probieren sollten! Auch die »rein« kosmetischen Wirkungen des Liliengewächses können sich durchaus sehen lassen. So gibt es wissenschaftlich gesicherte Erkenntnisse, daß der Saft der Aloe-Pflanze in der Lage ist, die Neubildung der Hautzellen zu beschleunigen, wodurch u. a. auch der beschleunigte Heilungsprozeß bei Verletzungen zu erklären ist. Der verjüngende Effekt der Aloe vera auf die Haut hat aber noch andere Ursachen. So vermag das aufgetragene Gel Flüssigkeit auch in tiefere Hautschichten zu transportieren bzw. diese dort zu binden. Abgestorbene Hautzellen werden auf Grund verschiedener Enzymwirkungen rasch abgebaut und entfernt. Interessant sind in diesem Zusammenhang auch Erfahrungsberichte von älteren Menschen, die von einer Verminderung der als »Altersflecken« bekannten Pigmentanhäufungen berichten. Wenn Sie das Gel auf die Haut auftragen, entfaltet sich die Wirkung der natürlichen Wirksubstanzen in fünf spürbaren Schritten: 1. Die abgestorbenen Zellen werden entfernt, die Haut wird weicher. 2. Die Poren vergrößern sich kurzzeitig, Verunreinigungen werden »herausgezogen«. Feuchtigkeit dringt in die Haut, und die Durchblutung wird angeregt. Hautspannung und -farbe verbessern sich. 3. Adstringierende und andere Bestandteile der Aloe festigen und straffen die Haut, erhalten die Feuchtigkeit und balancieren den pH-Wert an der Hautoberfläche aus. 4. Wichtige Nähr- und Wirkstoffe sowie Flüssigkeit dringen tief in die Haut ein. Sie spüren eine belebende Frische und Weichheit der Haut, ohne daß ein Fettfilm entsteht. 5. Die Haut wird mit einem hauchdünnen, schützenden Film versehen, der nicht nur vor Flüssigkeitsverlust schützt, sondern auch höchst wirkungsvoll die Abwehr schädlicher Keime und Bakterien unterstützt.

Darauf sollten Sie achten!

Allergische Hautreaktionen auf »reine« Aloe-vera-Produkte sind nur in sehr seltenen Fällen bekannt geworden. Meist verschwanden diese auch nach kurzer Zeit wieder, so daß diese Hauterscheinungen möglicherweise mit einer vorübergehenden Entgiftungsreaktion der Haut zusammenhängen, die als wünschenswert gelten kann. Ganz anders sieht es da natürlich bei den unzähligen Pflegeprodukten aus, die uns heute in den Regalen mit dem Aufdruck »mit Aloe vera« zum Kauf locken. Aloe vera hat sich im Lauf der letzten Jahre zu einem regelrechten Modekosmetikum entwickelt, so daß es kaum noch Hersteller gibt, die nicht in irgendeinem ihrer Produkte auch Aloe vera verwenden. Bevorzugen Sie in jedem Fall Produkte mit einem hohen Anteil Aloe vera.

Agar Agar: Naturprodukt aus Rot- und Braunalgen, das im wesentlichen aus Kohlenhydraten besteht und besonders reich an Spurenelementen ist. Es bindet die Feuchtigkeit in der Haut.

Akazienharz: Wird aus Bäumen und Früchten gewonnen und bindet die Feuchtigkeit. Findet als Emulgator, Stabilisator, Binde- und Eindickungsmittel Verwendung.

Albumin: Wird zur kosmetischen Anwendung aus Eiweiß gewonnen. Es wirkt straffend, wodurch es sich besonders gut für Gesichtsmasken eignet.

Algen: Meist in Extraktform angebotene pflanzliche Organismen mit vielen wertvollen Kohlenhydraten, Eiweiß, Mineralien und Spurenelementen. Algen spenden Feuchtigkeit, schützen die Haut und wirken keimtötend. Bewährt haben sich Algenpräparate auch bei der Bekämpfung von Cellulite.

Allantoin: Eine milde, organische Verbindung, die nicht nur ein zartes Aussehen der Haut fördert, sondern auch bei Entzündungen und zur Unterstützung der Wundheilung eingesetzt wird. Setzen Sie allantoinhaltige Präparate wie Gesichtswasser oder Babycreme niemals der unmittelbaren Sonnenbestrahlung oder großer Hitze aus, es zersetzt sich sehr rasch.

Aprikosenkernöl: Ein natürlicher Weichmacher. Kosmetika erhalten dadurch gleichzeitig einen aromatischen Duft.

Arnika: Äußerlich angewendet kann eine Tinktur aus dieser geschützten Wildpflanze Prellungen, Verbrennungen und Entzündungen lindern. In der Kosmetik findet sie als Adstringens und »Oberflächenstimulator« Anwendung.

Avocadoöl: Ein hochungesättigtes Pflanzenöl, das für Feuchtigkeits- und Nachtcremes benötigt wird, um die Feuchtigkeit der Haut zu erhalten. Pflegt und wirkt beruhigend.

Bärentraube, echte: pH-Wert ausgleichende, entzündungshemmende und lindernde Eigenschaften.

Baldrian: Stimuliert die Haut und hat zugleich lindernde Wirkung.

Beinwell: Kräuterextrakt, der die Zellteilung anregt, wirkt adstringierend. Beinwell ist reich an Calcium, Kalium, Phosphor, Vitaminen, Spurenelementen und Eiweiß.

Bienenwachs: Stoffwechselprodukt der Honigbiene. Zusatz für Lippenstifte, Masken und Reinigungsprodukte.

Bioton (Vitamin H): Ein lebenswichtiges Vitamin, vor allem für die Beschaffenheit von Haut und Haaren. In Untersuchungen wurde ein stärkeres Haarwachstum und ein verbessertes Hautbild beobachtet.

Birkenrinde: Wenn sich zu einer ganzen Palette guter Eigenschaften wie Desinfektion, Förderung der Durchblutung und wirksame Pflege noch ein sehr angenehmer Duft gesellt, liegt die Verwendung für kosmetische Produkte nahe. Selbst bei verschiedenen Formen des Hautausschlags sowie bei Haarausfall und Schuppen wurden Erfolge mit Birkenrindepräparaten erzielt.

Bisabolol (Alpha-Bisabolol): Der Hauptwirkstoff der Kamille. Gegenüber dem pflanzlichen Extrakt hat das synthetisch hergestellte Bisabolol den Vorzug, daß es keine allergischen Reaktionen auslöst und dennoch die positiven Wirkungen der Kamille, vor allem eine Beruhigung gereizter Haut und Linderung bei Entzündungen, enthält.

Blaubeerblätter: Werden auf Grund ihrer stimulierenden, adstringierenden und zugleich heilenden Wirkung sehr geschätzt.

Calciumcarbonat: Geschmack- und geruchloser Puder, der in Kalkstein, Marmor und Korallen vorkommt. In Kosmetika dient er als Neutralisator oder Festigungs- und Füllsubstanz. In Zahnpasta wirkt Calciumcarbonat als Reinigungssubstanz. Vorsicht vor Hautreizungen bei empfindlicher Haut!

Calendulaöl: Der Extrakt der Ringelblume fördert die Durchblutung, beugt Entzündungen vor und unterstützt auch spürbar die Wundheilung. Ringelblumenextrakt ist häufig in Kosmetika, die für empfindliche und trockene Altershaut geeignet sind, enthalten.

Dihydroxiaceton (DHA): Gut verträgliche Wirksubstanz von Selbstbräunungscremes. DHA reagiert mit anderen Eiweißbausteinen der äußeren Hautschicht und führt zu einer bräunlichen Verfärbung, die Stunden bis wenige Tage anhalten kann. Der Einsatz von Selbstbräunern, die heute in hochwertiger Qualität angeboten werden, ist eine gesundheitlich völlig unbedenkliche und schnell wirksame Alternative zur Sonnenbank. Waschen Sie nach Gebrauch gründlich die Handinnenflächen, um unerwünschte Verfärbungen zu verhindern.

Dimethikon: Silicon, das die Haut weich und geschmeidig macht, ohne zu fetten. Wirkt zugleich wasserabweisend.

Distelöl (Safloröl): Auch als Haushaltsöl gebräuchlich, besonders reich an essentiellen, mehrfach ungesättigten Fettsäuren. Äußerlich angewendet wirkt es mild lindernd und pflegend. Im allgemeinen wird Distelöl sehr gut vertragen. Tip: Mischen Sie doch einmal einen Tropfen Distelöl in Ihre Augencreme!

Efeu: Pflanzenextrakt mit entzündungshemmender Wirkung. Wird meist in Antischuppenmitteln sowie gegen fettendes Haar eingesetzt. Der reine Extrakt hat sich auch hervorragend bei Sonnenbrand bewährt.

Eichenrinde: Der Baumrindenextrakt wird vor allem in der Fußpflege verwendet und stellt ein wirksames Mittel gegen übermäßige Schweißbildung dar. Die enthaltenen Gerbstoffe wirken adstringierend und helfen bei der Abwehr von Bakterien.

Elastin: Eines der wichtigsten Hautproteine, das dem Bindegewebe seine Elastizität verleiht. Für kosmetische Zwecke wird es vor allem aus den Nackenbändern junger Rinder gewonnen und anschließend chemisch zerkleinert. Anschließend kann es in wäßrige Lösungen gebracht werden. Ob Elastin in dieser Form tatsächlich in tiefere Hautschichten eindringen kann, ist allerdings umstritten. Fest steht, daß normale, aber auch geschädigte Haut sichtbar und fühlbar an Elastizität gewinnt und Falten oder Cellulite zumindest für die Dauer einer regelmäßigen Anwendung wirkungsvoll bekämpft werden können. Elastinhaltige Kosmetika sollten Sie möglichst an einem kühlen Ort lagern.

Emulgator/Emulsion: Eine Substanz, die die Mischung von ansonsten nicht mischbaren Flüssigkeiten (oder »Phasen«) wie zum Beispiel Wasser und Öl möglich macht. Je nachdem, ob eher ein fettender oder ein feuchtigkeitsspendender Effekt des Mittels erwünscht ist, werden entweder Öl-in-Wasser-Emulgatoren (O/W) oder Wasser-in-Öl-Emulgatoren (W/O) zugegeben. Die besondere Eigenschaft von Emulgatoren besteht darin, daß sie sowohl einen fettlöslichen als auch einen wasserlöslichen Anteil haben. So können sie die Oberflächen von Wasser und Öl wie eine Brücke miteinander verbinden. Voraussetzung für eine stabile Emulsion ist eine gründliche Mischung der Substanzen. Damit kommt es dann entweder zur Verteilung feinster Wassertröpfchen in Öl (z. B. bei Fett- und Sonnencremes) oder aber zur Verteilung von winzigen Fetttröpfchen in Wasser (z. B. bei Körper- und Reinigungsmilch). Der Emulgator verhindert die »Entmischung« beider Substanzen.

Nicht immer ist auf Pflegeprodukten vermerkt, um welchen Emulsionstyp es sich handelt. Der Löschpapiertest verschafft Ihnen Gewißheit. Handelt es sich um eine Öl-in-Wasser-Emulsion, so hinterläßt der Tropfen auf dem Löschblatt (oder Kaffeefilter usw.) einen wäßrigen Rand. Andernfalls handelt es sich um eine Wasser-in-Öl-Emulsion.

Essentielle Fettsäuren: Linolsäure, Linolensäure und Arachidonsäure sind essentielle, d. h. für den Menschen lebenswichtige Stoffe, die der Körper über die Nahrung aufnehmen muß, um nicht in einen Mangelzustand zu geraten. Distel-, Traubenkern- und Sonnenblumenöl sind besonders reich an essentiellen Fettsäuren. In der Kosmetik werden essentielle Fettsäuren vor allem bei trockener, rauher und empfindlicher Haut eingesetzt. Auch kleinere Verletzungen heilen schneller ab, wenn man etwas von diesen Ölen auf die Wunde gibt. Diese Wirkung hat vermutlich u. a. mit dem gleichzeitig hohen Gehalt an Vitamin E zu tun.

Ester: Die ursprüngliche Bezeichnung für organische Verbindungen aus Alkohol und Säuren war Essigäther. In der Natur treten Ester vor allem in Form von Fetten, Ölen oder Wachsen auf. Für kosmetische Zwecke werden sie meist synthetisch hergestellt. Ester verleihen den meisten Cremes ihre typische Konsistenz und verleihen der Haut ein samtiges Aussehen. Früher war das aus den Gehirnen von Walfischen gewonnene Walrat einer der beliebtesten Konsistenzgeber. Inzwischen gibt es längst eine Vielzahl synthetischer Ester mit hervorragenden Eigenschaften. Sie sind nicht nur tierfreundlicher, sondern auch wesentlich billiger in der Gewinnung.
Färberdistelöl: Pflanzliches Öl mit einem hohen Gehalt an mehrfach ungesättigten Fettsäuren. Dringt gut in die Hautoberfläche ein, ohne einen Fettfilm zu hinterlassen. Bestandteil vieler Cremes, Lotionen und Hautreinigungsmittel.
Gelée royale: Das Sekret aus den Kopfdrüsen der Honigbiene, das an die Königinnenlarven verfüttert wird, ist auch unter dem Namen Weiselfuttersaft bekannt. Neben Fetten, Kohlenhydraten und wertvollen Eiweißbausteinen enthält es viele Vitamine, Mineralien und Spurenelemente. Es wird in Gele, Cremes und Lotionen eingearbeitet und trägt zur Aufrechterhaltung eines frischen Hautbildes bei. Spezialpräparate, die kurmäßig über mehrere Wochen innerlich angewendet werden, können diesen Effekt unterstützen.
Ginseng: Wurzel einer in Asien beheimateten Araliaceenart mit vielen nützlichen Wirkstoffen. Vor allem B-Vitamine und die sogenannten Phytosterine, das sind Substanzen mit hautpflegender Wirkung, machen ihren besonderen Wert aus. Ginsengextrakt finden wir in durchblutungsfördernden Bademitteln und in Haarpräparaten zur Förderung des Haarwachstums. Auch zur inneren Anwendung ist Ginsengextrakt empfehlenswert.
Guar: Wird aus den Samen eines in Indien wachsenden Baumes gewonnen und trägt zur Stabilisierung von Emulsionen und Lotionen bei. Zubereitungen mit Guar sind leicht verderblich, wenn sie nicht genügend Konservierungsstoffe enthalten.
Hamamelis: Blätter und Rinde dieses nordamerikanischen Busches enthalten u. a. Gerbstoffe, Harze, Wachse und ätherisches Öl. Hamamelisextrakt wird wegen seiner adstringierenden und entzündungshemmenden Wirkung oft für Gesichtswasser verwendet.

Johanniskrautöl: Ein altes pflanzliches Volksheilmittel bei stark beanspruchter, empfindlicher und rauher Haut sowie bei Verbrennungen. Häufig in After-Sun-Lotionen enthalten.
Jojobaöl: Der Name täuscht, denn Jojobaöl ist ein flüssiges Wachs, das aus dem Samen einer amerikanischen Wüstenpflanze gewonnen wird. Schon die Indianer verwendeten Jojoba als Wund- und Heilöl. Es ist sehr gut verträglich, fettet nicht und macht die Haut weich und geschmeidig. In vielen Hautcremes und Lotionen enthalten.
Kakaobutter: Wird aus den Früchten des Kakaobaumes gewonnen. Frische Kakaobutter ist hellgelb, bei langer Lagerung wird sie weiß und riecht ranzig. In Lippenpflegestiften, Cremes und Salben enthalten, die durch Kakaobutter ihre Konsistenz erhalten. Kühl lagern!
Kamillenextrakt: Wegen der entzündungshemmenden und beruhigenden Wirkung vor allem in Mund- und Zahnpflegemitteln, Badezusätzen After-Sun- und Baby-Pflegemitteln enthalten. Den reinen Extrakt gibt es in wäßriger oder öliger Lösung.
Kollagen: (gr.-nlat. = leimgebend) Das im Körper am häufigsten vorkommende Eiweiß Kollagen ist auch reichlich in der Haut enthalten. Auch wenn umstritten ist, wie weit kollagenhaltige Präparate tatsächlich in die Haut eindringen können und damit sozusagen die Kollagenspeicher der Haut auffrischen können, so zeigen sich bei regelmäßiger Anwendung auf jeden Fall sichtbare Effekte wie z. B. eine Glättung der Haut.
Lanolinöl: Auch als Wollwachsöl bekannt. Läßt sich leicht auf der Haut verteilen und hinterläßt einen samtigen, nicht klebrigen Film. Wegen dieses Effekts wird es häufig auch als Zusatz von Fettcremes verwendet.
Laurylsulfat: Ein weitverbreiteter Waschgrundstoff (Äthersulfat, Tenside), der in den meisten industriellen Spül- und Waschmitteln, aber auch Körperreinigungs- und Haarwaschmitteln sowie in Zahnpasta als Schaummittel enthalten ist. Laurylsulfat ist eines der aggressivsten Tenside. Deshalb sind Körperreinigungsmittel mit einem hohen Anteil dieses Waschgrundstoffs (d. h., dieser Stoff findet sich weit vorne auf der Inhaltsliste), der sich (ebenso wie Äthersulfat) mit Salz und Wasser erheblich »verlängern« läßt, meist in der unteren

Preisklasse zu finden. Testen Sie zum Beispiel einmal ein »Billigshampoo«, indem Sie einen Eßlöffel des Shampoos in ein leeres Glas geben, kräftig salzen und vorsichtig Wasser zugeben. Die Konsistenz verändert sich zunächst kaum, man hat scheinbar mehr Shampoo als zuvor. Für den Hersteller mag die Rechnung aufgehen, für Haut und Haare wohl kaum.
Liposome: Winzige ineinandergeschachtelte Fettkügelchen, die jeweils von einer wäßrigen Schicht umgeben sind. Liposome dringen in die Haut ein und geben dann ihre Wirkstoffe aus den wäßrigen Bestandteilen frei. Die Wirkstoffe, die von den Liposomen in die Haut transportiert werden, können beliebig variiert werden. Damit eroffnen die Liposome, so kann man wohl ohne Übertreibung sagen, ein neues Zeitalter der Kosmetik. Kosmetikprodukte mit Liposomen unbedingt vor Hitze (über 40 Grad) schützen, da es sonst zu einem Zerfall der feinen Fettkügelchen kommt.
Menthol: Wird aus Pfefferminzöl oder synthetisch hergestellt. Wirkt kühlend und stimulierend auf der Haut. Ist meist in alkoholischen Lösungen (zum Beispiel Rasierwasser) enthalten und wirkt in dieser Verbindung zugleich juckreizlindernd und antiseptisch. In größeren Mengen kann es zu Hautreizungen kommen.
Meristemextrakt: Gewonnen wird der Extrakt aus pflanzlichen Keimgeweben, wie es in den Wurzelspitzen und Schößlingen verschiedener Pflanzen vorkommt. Die Idee zur Gewinnung dieses Pflanzenextrakts ging u. a. auf die Beobachtung zurück, daß die Blattspitzen selbst uralter Bäume keinem Alterungsprozeß unterliegen. Wenn auch die Hoffnung auf die Lösung des Rätsels der ewigen Jugend wieder einmal enttäuscht wurde, so ist ein Meristemzusatz doch erfahrungsgemäß geeignet, allergischen Hautreaktionen vorzubeugen und Entzündungen zu hemmen. Wird neuerdings auch gern für Sonnenschutz- und Mundhygienemittel verwendet.
Olivenöl: Wird durch Pressen reifer Oliven gewonnen und ist Bestandteil verschiedener Hautöle. Unraffiniertes Olivenöl ist auch ein geeignetes Sonnenschutzmittel, da es einen natürlichen Lichtschutzfaktor enthält. Olivenöl wird schnell ranzig und sollte kühl und dunkel gelagert werden. Tip: Bei Erkältungskrankheiten ein warmes Bad nehmen, abtrocknen und anschließend den ganzen

Körper mit Olivenöl einreiben. Dann in ein Badetuch wickeln und warm verpackt ins Bett legen.

Panthenol (auch D-Panthenol): Wird im Körper zu Vitamin B5 umgewandelt (Pantothensäure). Panthenol dringt sehr gut in die Haut ein und hat eine stimulierende Wirkung. Kommt in sehr vielen Kosmetika vor, ist hautglättend und heilungsfördernd. Auch das Haar erhält durch Panthenol mehr Glanz und Elastizität.

pH-Wert: Maßeinheit für die Stärke von Säuren und Basen. Die Skala reicht von 1–14. Dabei ist 1 sehr sauer, 7 neutral und 14 stark basisch (alkalisch). Der pH-Wert läßt sich durch Papiermeßstreifen (in Apotheken erhältlich), die in die jeweilige Flüssigkeit getaucht werden, leicht bestimmen.

Pigmente: Farbige Stoffe, die praktisch nicht löslich sind. Das in der Haut bei Sonneneinstrahlung gebildete Pigment enthält als wichtigsten Farbstoff das Melanin.

Proteine: Eiweiße sind die Grundbausteine aller Körperzellen. Die wichtigsten Proteine der Haut sind Elastin, Kollagen und Keratin. Proteine sind aus Aminosäuren, langen, kettenförmigen Gebilden, aufgebaut. Diese langen Ketten können chemisch aufgespalten und damit zerkleinert werden. Vor allem diese zerkleinerten Proteinbausteine kommen in der Kosmetik zur Anwendung. Proteinhaltige Produkte hinterlassen auf der Haut einen hauchdünnen Film, der die Haut glatt und weich macht. In Haarpflegemitteln verbessern sie die Kämmbarkeit der Haare und verleihen ihnen mehr Glanz.

Rückfettung: Wasser und waschaktive Substanzen entziehen der Hautoberfläche ihren schützenden Fettfilm. Deshalb werden vielen Dusch- und Bademitteln rückfettende Substanzen beigegeben, die das entfernte Hautfett teilweise wieder ergänzen können. Im allgemeinen sind diese Produkte sehr hautverträglich.

Salbeiextrakt: Überwiegend aus im Mittelmeerraum beheimateten Salbeisorten wird der Extrakt gewonnen, der in Kosmetika zur Anwendung kommt. Wirkt adstringierend, schweißhemmend und behindert die Bildung von Bakterien. Vor allem in Duschbädern und Mundpflegemitteln enthalten.

Schibutter: Wird aus den Fruchtkernen des Karitebaumes gewonnen. Pflegt, schützt und verhindert ein Austrocknen der Haut. Auf

Grund des natürlichen Lichtschutzfaktors (3) ist Schibutter auch in vielen Sonnenschutzmitteln enthalten.
Schwefel: Ein lebenswichtiger Stoff, der vor allem in Haut- und Haarpräparaten enthalten ist und entzündungshemmend wirkt. Zur Behandlung von fettiger und unreiner Haut haben sich schwefelhaltige Präparate genauso bewährt wie bei Schuppenbefall.
Syndet-Seife: Wird synthetisch hergestellt und ist auf Grund des niedrigeren pH-Wertes wesentlich hautfreundlicher als echte Seife.
Tenside: Tenside sind synthetisch hergestellte, organische Verbindungen, die die sogenannte Oberflächenspannung zwischen Wasser und Öl herabsetzen und damit u. a. als Waschgrundstoffe oder Emulgatoren einen wichtigen Bestandteil von Hautreinigungs- und Pflegemitteln ausmachen.
Vaseline: Früher wurde Vaseline durch Destillation aus Petroleum gewonnen. Heute erfolgt die Herstellung synthetisch durch Mischung von Mikrowachs mit Paraffinölen. Vaseline ist sehr gut hautverträglich und wirkt stark fettend. Zeitweise kommt es sogar zu einem Verschluß der Poren und einem dadurch hervorgerufenen Wärmestau. Dieser Effekt wird bei Schutzsalben gegen Wind und Kälte genutzt.
Vitamine E und A: Die drei wichtigsten Vitamine, von denen bekannt ist, daß sie sowohl auf der Hautoberfläche wirksam werden, aber auch in tieferen Hautschichten Gutes tun können, sind die Vitamine A, E und Panthenol.
Vitamin A (Retinol) erweist sich als besonders wirksam bei der Bekämpfung rauher, trockener und verhornter Haut. Auch strapazierte Fingernägel werden wieder weich und elastisch, wenn man sie in einer Vitamin-A-Lösung badet. Auch gegen Faltenbildung und zur Stoffwechselaktivierung der Haut wird Vitamin A mit Erfolg eingesetzt. Leider ist es durch Licht, Luft und Wärme zerfallgefährdet, so daß mit zunehmender Lagerdauer des jeweiligen Pflegemittels diese Wirkungen mehr oder weniger verlorengehen. Unterstützt werden kann die Stabilität von Vitamin A durch gleichzeitige Beigabe von Vitamin E. Dieses »Universalvitamin« hat, wie auch bei der innerlichen Verabreichung, die wichtige Aufgabe, vor aggressivem Sauerstoff und den sogenannten freien Radikalen zu schützen.

Es verhindert das Ranzigwerden von Fetten und Ölen, glättet die Haut, unterstützt die Speicherung von Feuchtigkeit und hilft gegen Entzündungen sowie bei der Wundheilung. Vitamin-E-Zusätze können auch allergische Wirkungen anderer Produktbestandteile entscheidend vermindern.

Tips zum Einkaufen

Die Kosmetikindustrie ist nach der pharmazeutischen der zweitgrößte Hersteller von Konsumgütern der chemischen Industrie. Ein gewaltiger Markt also, in dem mit einem kaum zu überbietenden Werbeaufwand in allen erdenklichen Medien hart um Marktanteile gerungen wird. In der Tat ist der Verkaufserfolg eines Produkts heute in erster Linie abhängig vom Produktimage und »zielgruppenspezifischen« Werbestrategien.
Die Angebotspalette für Babys wunden Po ist nicht weniger umfangreich als die für picklige Teenagerhaut. Frauen sind (noch) die wichtigste Zielgruppe für Kosmetikproduzenten. Bei der Pflege der jugendlichen Haut, der Haut ab dreißig, vierzig oder fünfzig ist das Angebot an pflegenden und dekorativen Kosmetikartikeln für den einzelnen kaum noch überschaubar. Wer die Wahl hat, hat die Qual, heißt es so schön. Andererseits haben wir damit auch den unbestreitbaren Vorteil, genau die Produkte auswählen zu können, die unsere ganz persönlichen Anforderungen an eine ideale Körperpflege und Kosmetik befriedigen und letztlich auch zum persönlichen Geldbeutel passen. Bis man die richtige Kombination für sich selbst herausgefunden hat, braucht es vielleicht ein wenig Geduld, aber die ist durch nichts zu ersetzen. Schließlich gilt auch hier die alte Regel: Probieren geht über studieren.
Ich möchte Ihnen auf dem Weg zu Ihrem persönlichen Pflege- und Kosmetikprogramm gern eine Grundeinstellung mit auf den Weg geben, mit der ich selbst immer sehr viel Erfolg hatte: Skepsis und Offenheit.
Seien Sie skeptisch gegenüber vollmundigen Werbeslogans, die »völlig neuartige Wirkungen« versprechen. Auch die Vorstellung, Werbeaussagen seien um so wahrhaftiger, je teurer das neue Pro-

dukt ist, trifft leider nicht zu. Auch sollten Sie bei aller Skepsis neue Produkte nicht sofort deshalb ablehnen, weil Ihnen die Werbung überzogen scheint. Ich will das an Beispielen verdeutlichen.
So wurde in verschiedenen Kosmetika der oberen Preisklasse in den letzten Jahren immer wieder auf die verjüngende Wirkung des sogenannten Repair-Komplexes hingewiesen. Der Repair-Komplex stützt sich im wesentlichen auf die beiden Eiweiße Kollagen und Elastin. Da beide Stoffe zugleich wesentlicher Bestandteil der Haut sind, wurde durch die Werbung gelegentlich der Eindruck erweckt, diese bräuchten nur von außen auf die Haut aufgebracht zu werden, um Sie von innen zu verjüngen. Angesichts der sehr geringen Durchlässigkeit der »Hornschranke« besteht jedoch unzweifelhaft keine Chance, daß diese »Riesenmoleküle« tief ins Hautinnere vordringen können und damit zu einer echten Verjüngung der Körpersubstanz beitragen können. Gleichwohl zeigt ein Blick in den Spiegel, zumindest solange der Repair-Komplex regelmäßig angewendet wird, daß Hautfältchen sich glätten, die Haut geschmeidig wird, trockene Hautstellen »verschwinden« usw. Dies ist nicht zuletzt auf die Fähigkeit der beiden Eiweiße zurückzuführen, die Wasserbindungsfähigkeit der Haut und ihr Erscheinungsbild günstig zu beeinflussen. Schraubt man also die übertriebene Werbeaussage auf ein vernünftiges Maß zurück, so kann die eigene Hauterfahrung trotzdem noch eine Reihe positiver Aspekte neuartiger Produkte ans Tageslicht bringen, die das jeweilige Produkt als Mittel der Wahl für die eigene Körperpflege interessant machen. Es ist wohl nicht schwer verständlich, daß die Kosmetikindustrie einerseits mit ihren Versprechungen bezüglich der Wirkung neuartiger Substanzen gelegentlich ein wenig voreilig ist und zu Übertreibungen neigt, aber andererseits ist der wissenschaftliche Beweis meist eine langwierige und kostspielige Angelegenheit und durchaus nicht immer unbedingt Voraussetzung dafür, daß ein Produkt beim einzelnen positive Wirkungen verschiedenster Art hervorbringen kann. Ich denke da zum Beispiel an die enorme Wirkungsvielfalt meiner »Lieblingspflanze«, Aloe vera, die in der Volksmedizin verschiedenster Kulturen seit Jahrtausenden eine bedeutende Rolle spielte und von der man bis heute noch nicht im einzelnen weiß, welche Bestandteile des Liliengewächses für welche Wirkungen verantwortlich sind. Es

gibt heute kaum noch einen Anbieter kosmetischer Artikel, der ohne Aloe vera auskommt.
Ein anderes Beispiel sind die »Haut-Vitamine« A, D-Pantothenat und E. Jahrelang wurde ihre Wirksamkeit auf der Haut von Fachleuten als reiner Werbeschwindel abgetan. Mittlerweile liegen unwiderlegbare wissenschaftliche Beweise dafür vor, daß diese Vitamine sowohl auf der Haut wie auch tief in ihrem Innern eine Vielzahl positiver Wirkungen entfalten können.
Schließlich soll auch nicht verschwiegen werden, daß die individuellen »Verbrauchererwartungen« an kosmetische Pflegemittel außer der Wirkung auf die Haut ebenso Aspekte von Freude an Schaum und Duft und einem Hauch von Luxus beinhalten wie die Vorstellung von einer größeren Attraktivität für das »andere Geschlecht«. Diesen Verbrauchererwartungen entspricht die Kosmetikindustrie in vielfältiger Hinsicht, natürlich auch durch Werbung, Art der Verpackung und nicht zuletzt in Form des Preises.

Wo kauft man ein?

Die Kosmetikbranche kennt drei Vertriebswege: Fachhandel (Apotheken, Drogerien, Drogeriemärkte, Parfümerien, Friseursalons, Kosmetikfachabteilungen in Kaufhäusern), Lebensmittelhandel inklusive Verbrauchermärkte und Direktvertrieb über Beraterinnen, die mit ihren Produkten ins Haus kommen. Verbrauchermärkte und Lebensmittelhandel setzen mit Abstand die meisten kosmetischen Produkte bei uns um.
Je höher Ihre Ansprüche an eine individuelle Beratung hinsichtlich einzelner Produkte sind, desto eher sollten Sie sich an den Fachhandel wenden. Natürlich ist auch der Fachhandel bemüht, soviel wie möglich von seinen Produkten zu verkaufen. Allerdings steht dem in der Regel nicht nur ein hochwertiges Warenangebot, sondern auch eine qualifizierte Beratung gegenüber. Hier finden Sie auch Antworten auf Fragen nach bestimmten Inhalts- und Wirkstoffen sowie Produktunterschieden einzelner Hersteller. Da fragen bekanntlich nichts kostet, kann es sich durchaus lohnen, verschiedene Fachgeschäfte in Ihrer näheren Umgebung hinsichtlich ihrer Beratungs- und sonstiger Servicequalitäten miteinander zu vergleichen.

Erfahrene Kosmetikberater können ihre Kunden durchaus über Unterschiede zwischen plakativen Werbeslogans und tatsächlichen Produktqualitäten informieren.

Vergleichen – aber wie?

Der naheliegende Wunsch, sich vor dem Kauf eine Übersicht über vergleichbare Produkte zu verschaffen, ist in der Praxis leider nur in begrenztem Umfang realisierbar. Eines der Haupthindernisse besteht darin, daß in Deutschland, anders als zum Beispiel in den USA, heute noch keine Verpflichtung der Hersteller besteht, die verwendeten Inhaltsstoffe auf dem Produkt zu deklarieren. Und selbst wenn dies geschieht, sind die dabei verwendeten »Phantasienamen« für einzelne Inhaltsstoffe, die je nach Hersteller für gleiche oder ähnliche Substanzen sehr unterschiedlich ausfallen können, für den Laien kaum entschlüsselbar.
Immerhin, wer genau hinschaut, kann zumindest ein paar wertvolle Anhaltspunkte für die Einschätzung der Inhaltsstoffe bekommen.
So sind auf Grund gesetzlicher Regelungen die Hersteller verpflichtet, Substanzen, die möglicherweise Allergien auslösen können, anzugeben. Die übliche Formel lautet, meist kleingedruckt: »Enthält XY« (zum Beispiel Formaldehyd). Clevere Werbestrategen haben diese Deklarationspflicht hinsichtlich des weitverbreiteten Wollwachses, besser bekannt als Lanolin, sozusagen umfunktioniert zu einem zusätzlichen Werbeeffekt. Das Lanolin war seinerzeit ins Gerede gekommen, weil man Spuren von Pestiziden, mit denen das Fell der Schafe behandelt worden war, in kosmetischen Produkten wiedergefunden hatte.
Andere Zusatzinformationen wie etwa »ärztlich empfohlen«, »klinisch geprüft« oder »rein biologisch« lassen keinerlei Rückschlüsse darauf zu, ob die Qualität besser oder schlechter ist als die anderer Produkte.
Sofern auf dem Produkt die Inhaltsstoffe angegeben werden, muß dies nach den gesetzlichen Bestimmungen in »dem Gehalt nach absteigender Reihenfolge« geschehen, d. h., die Substanz, von der am meisten in dem Produkt enthalten ist, steht an erster Stelle, und diejenige, von der am wenigsten vorhanden ist, steht an letzter Stelle.

Der Trend zu mehr »natürlicher Kosmetik« ist unverkennbar, allerdings ist es auch hier fast aussichtslos, von der äußeren Aufmachung und Beschreibung Rückschlüsse auf die »Natürlichkeit« zu ziehen. Hinzu kommt, daß natürliche Inhaltsstoffe nicht zwangsläufig besser sind als künstlich hergestellte. Für die Mehrzahl handelsüblicher Produkte sind Grenzen der Natürlichkeit allein schon dadurch gegeben, daß die Haltbarkeit (ohne Wirkungs- und sonstige Qualitätseinbußen) mindestens dreißig Monate betragen muß. Pflegeprodukte, die nicht dieser Einschränkung unterliegen, müssen in jedem Fall ein Haltbarkeitsdatum haben und sind häufig in der oberen Preisklasse angesiedelt.
Nicht zuletzt vor diesem Hintergrund wurden u. a. in der Fernsehsendung Hobbythek interessante Möglichkeiten für eine »hausgemachte Kosmetik« mit selbst zusammengestellten Inhaltsstoffen und ohne besondere Anforderungen an die Haltbarkeit vorgestellt. Auch wenn dazu ein gewisser Zeitaufwand und alchimistische Begeisterungsfähigkeit nötig sein mögen, ist dies, wie ich meine, vor allem für Menschen, die eine besonders empfindliche und angegriffene Haut haben und bisher vergeblich nach geeigneten Pflegemitteln suchten, zumindest einen Versuch wert. Allerdings sollte man sich dann auch konsequenterweise genau damit beschäftigen, welche Zutaten man benutzt und welche man meidet, denn auch die hier empfohlenen Inhaltsstoffe stammen nicht nur von Mutter Natur.

Lassen Sie Ihre Sinne sprechen

Es führt wohl letztendlich kein Weg vorbei an der altbewährten Methode Versuch und Irrtum. Erst die Erfahrung mit den eigenen Sinnen läßt Rückschlüsse darauf zu, wie geeignet ein Pflegeprodukt für Sie persönlich sein kann. Denken Sie nur an die verschiedenen Düfte, die auf jeder Haut eine ganz persönliche, individuelle Note entfalten. Und was dem einen sinnlich erscheint, wirkt auf den anderen aufdringlich. Der Duft kosmetischer Produkte bestimmt letztlich den Kauf. Fast jeder, der ein neues Pflegemittel sucht, schnuppert und riecht, schraubt und öffnet Döschen und Fläschchen. Dufteindrücke sind besonders intensive und häufig stark gefühlsbetonte Sinneswahrnehmungen, die heute aber nicht mehr der existentiellen Sicherheit dienen müssen. Beim Schnuppern sollten Sie's natürlich nicht lassen; eine besonders geeignete »Prüfstelle« zur Feststellung weiterer und entscheidender Qualitäten oder Mißempfindungen, die von kosmetischen Mitteln ausgehen, ist die Innenseite des Unterarms. Hier können Sie mögliche allergieauslösende Wirkungen genauso wirksam testen wie die »Tiefenwirkung« und Verteilungseigenschaften einer Creme oder die rückfettende Wirkung eines Duschbades. Neben der eigentlichen Anwendung des Produkts ergibt dieser Test der »puren Eigenschaften« häufig schon viele zuverlässige Hinweise auf Qualität und Verträglichkeit.

Kapitel VIII
Körperpflege von Kopf bis Fuß

Pflege für den ganzen Körper

Menschen, die der kaum noch überschaubaren Vielfalt von Körperpflegemitteln besonders skeptisch gegenüberstehen, bemerken gern, daß Wasser und Seife, bestenfalls noch eine »neutrale« Körperlotion, alles sei, was die Haut zur Reinigung und Pflege brauche. Nun, sofern sie mit diesem Pflegekonzept für sich persönlich zufriedenstellende Ergebnisse erzielen, ist dagegen kaum etwas einzuwenden. Allerdings verdankt dieses Pflegekonzept seinen »Erfolg« weniger den hier erwähnten Reinigungs- und Pflegemitteln als vielmehr der besonderen Leistungsfähigkeit des Organs Haut.

Seife: Die »klassische« Natriumseife ist, wie bereits geschildert, chemisch gesehen das Salz der starken Natronlauge und einer schwachen Fettsäure, die meist aus Kokos-, Palmkern-, Palmöl oder Rindertalg stammt. Ihre gründliche Reinigungswirkung wird mit dem Nachteil erkauft, daß die Haut recht unfreundlich behandelt wird. Mit einem pH-Wert zwischen 8 und 10 (gegenüber 5 und 6 auf der Haut) wird das Säure-Basen-Gleichgewicht zunächst einmal deutlich nach oben verschoben. Dabei bleiben weder der Fett-Wasser-Schutzmantel noch die natürlichen Hautkeime ungeschoren. Auf keinen Fall sollte der Seifenschaum länger als unbedingt nötig auf der Haut verbleiben – eine Quellung der Hautoberfläche käme sonst noch dazu. Spülen Sie besonders aufmerksam und gründlich nach, vor allem wenn Ihr Leitungswasser »hart« ist. Kalkrückstände könnten der Haut auch noch nach dem Waschen zusetzen. Immerhin ist die normale, gesunde Haut in der Regel durchaus in der Lage, mit diesem kurzfristigen »Angriff« auf Schmutz und Schutz fertig zu werden. Meist ist der pH-Wert schon innerhalb weniger Minuten wieder normalisiert, und die hauteigene Bakterienflora kann sich wieder erholen, der Fett-Wasser-Schutzmantel ist innerhalb weniger Stunden hinreichend wiederhergestellt. Dieser Effekt läßt sich mit Hilfe rückfettender Substanzen, die in den meisten handelsüblichen Toilettenseifen enthalten sind, unterstützen. Einen Teil ihrer Beliebtheit verdankt die Seife wohl auch dem weitverbreiteten Vorurteil, daß die Reinigungswirkung in unmittelbarer Beziehung zur Menge des gebildeten Schaums steht. Wenn Sie sich mehrmals täglich waschen müssen oder eine empfindliche (trockene oder fette) Gesichtshaut haben, rate ich grundsätzlich von der Verwendung dieser »Alkaliseifen« ab, weil sie die Haut auf längere Sicht schädigen können, selbst wenn Sie sich jedesmal nach Gebrauch eincremen. Das gilt auch und besonders für parfümierte Luxusseifen, die bei häufiger Anwendung erhebliche Irritationen auf der Haut hervorrufen können.

Künstliche Seifen und Tenside: Bekannteste Vertreter der künstlichen Seifen – und nach Angaben des Handels beim Verbraucher immer beliebter – sind die »synthetischen Tenside«, kurz Syndets genannt. Die Schaum- und Reinigungsbestandteile der Syndets werden chemisch gewonnen und enthalten ebenfalls Fettsäuren verschiedener Herkunft als feste Bestandteile. In der Reinigungswirkung stehen Syndets der Seife in nichts nach, im Gegenteil sie tragen den Fett-Wasser-Schutzmantel der Haut im Prinzip noch gründlicher ab. Als diese Produkte auf den Markt kamen, hatten viele Verbraucher erst mal unter empfindlichen Hautreaktionen zu leiden. Inzwischen konnte dieser Mangel bei vielen Produkten durch verschiedenste Inhalts- und Wirkstoffkombinationen deutlich gemildert oder völlig behoben werden. Auch enthalten Syndet-Reinigungsmittel in der Regel einen wesentlich höheren Anteil rückfettender Substanzen als Seife. Gegenüber der Seife haben sie zudem den Vorzug, daß sich der pH-Wert relativ problemlos einstellen läßt.

Sowohl Syndets wie auch die klassische Seife werden in reiner oder in Mischformen sowohl am Stück wie auch in flüssiger Form angeboten.

Bei den synthetischen Tensiden, die in verschiedensten Hautreinigungsmitteln vom Duschgel über den Badezusatz bis zum Hand- und Gesichtsreinigungsmittel zu finden sind, spielt für die Hautverträglichkeit, vor allem bei häufiger Anwendung, die jeweilige Grundsubstanz des Tensids eine wichtige Rolle. Am weitesten verbreitet sind heute Lauryl- und Äthersulfat (vgl. Kapitel VII), die zwar zuverlässig reinigen und schäumen, aber je nach mengenmäßigen Anteilen und anderen Inhaltsstoffen des Produktes recht aggressiv wirken können.

Besonders schonende Tenside stellen demgegenüber Eiweiß-Fettsäuren-Hydrolysate dar, die pH-neutral oder leicht sauer sind. Auch hier enthalten die entsprechenden Reinigungsprodukte vom Duschgel bis zum Badepräparat in der Regel rückfettende Substanzen, die einen zusätzlichen Hautschutz nach der Reinigung gewährleisten.

Über die Notwendigkeit oder Zweckmäßigkeit von Zusätzen an Vitaminen, Kräuterextrakten und Duftstoffen entscheidet der persönliche Geschmack und Geldbeutel.

Für die meisten Hautreinigungsmittel, die nicht gleichzeitig spezielle Pflegewirkstoffe enthalten, gilt als Faustregel, daß sie nach dem Waschen nicht länger als nötig auf der Haut verbleiben sollten und mit Wasser gründlich vom Körper abgespült werden. Je häufiger Sie sich waschen, desto milder sollten die verwendeten Waschsubstanzen sein, und desto mehr Aufmerksamkeit sollten Sie der Hautpflege nach dem Waschen widmen.

Pflegeprodukte nach dem Waschen: Insbesondere um einer Austrocknung der Haut nach dem Waschen vorzubeugen, ist es sinnvoll, bei der Wiederherstellung des Fett-Wasser-Schutzmantels von außen unterstützend einzugreifen. Die beliebtesten Pflegemittel stellen heute Emulsionen (überwiegend Öl-in-Wasser-Emulsionen) dar, bei denen der Wasseranteil gegenüber dem Fettanteil meist deutlich überwiegt. Auch verschiedene Pflegegele erfreuen sich heute wachsender Beliebtheit. Bei der Auswahl der für Sie geeigneten Pflegelotion sollten Sie sich neben den ersichtlichen Inhalts- und Wirkstoffen vor allem von der individuellen Wirkung auf Ihre Haut leiten lassen. Gerade empfindliche Haut reagiert manchmal besser auf die weit weniger verbreiteten Wasser-in-Öl-Emulsionen, die allerdings in ihrem äußeren Erscheinungsbild (zum Beispiel Absetzen eines Ölrandes) nach einiger Zeit manchmal an Ansehnlichkeit, nicht jedoch an hautpflegender Wirkung einbüßen. Bei besonderer Problemhaut lohnt es sich, Rat im Kosmetikfachhandel einzuholen. (Zur Unterscheidung der beiden Emulsionstypen vgl. Kapitel VII.)

Generell weisen vor allem pflanzliche Öle wie zum Beispiel Avocado-, Distel-, Sonnenblumen-, Mandel-, Aprikosen-, Erdnuß-, Soja-, Macadamianuß- und Olivenöl, um nur einige zu nennen, besonders angenehme Pflegeeigenschaften als Bestandteile von Pflegelotionen oder Cremes auf. Eine besondere Rolle spielt das Jojobaöl, das eigentlich kein Pflanzenöl, sondern ein Wachs ist und auf der Haut einen fettfreien, samtig weichen Film hinterläßt. Allerdings zählt Jojobaöl derzeit noch zu den recht teuren Zutaten von Pflegemitteln.

Hilfsmittel bei der Ganzkörperpflege: Zu den wichtigsten Hilfsmitteln bei Reinigung und Pflege zählt zweifellos das Wasser. Neben seiner reinigenden Wirkung kann es auch zu einer Aktivierung des gesamten Stoffwechsels sowie der Hautdurchblutung beitragen. Wenn Sie sich dazu durchringen können, nach der Ganzkörperwaschung unter der Dusche oder in der Badewanne eine »Kaltwasserspülung« mit dem Duschkopf durchzuführen, tun Sie nicht nur der Haut einen Gefallen, sondern können damit auch zu einer Abhärtung gegenüber leichten Infekten beitragen. Führen Sie den Wasserstrahl dabei zunächst über die Außenseiten der Oberschenkel nach unten, dann an den Innenseiten wieder zur Körpermitte. Nach demselben Prinzip verfahren Sie anschließend mit den Armen. Auch die Körpermitte wird »herzwärts« abgekühlt. Allerdings ist diese Methode an heißen Sommertagen nur mit eher lauwarmem Wasser zu empfehlen, da sonst nach dieser kalten Dusche die Schweißbildung um so stärker angeregt wird. Nach der Dusche oder dem Bad sollten Sie dem Körper, wenn eben möglich, einige Minuten Ruhe gönnen, um den angeregten Kreislauf und das Nervensystem wieder zu beruhigen.

Durch den Einsatz »technischer« Hilfsmittel wie Waschlappen, Bürsten oder Schwämme läßt sich ebenfalls eine kreislauf- und stoffwechselaktivierende Wirkung erzielen. Waschhandschuhe und Bürsten aus pflanzlichen Materialien wie Sisal, Luffa oder Aloefaser sind besonders geeignet. Auch hier sollten Sie den Blutkreislauf wie beschrieben stets herzwärts in Schwung bringen.

Damit Sie gut zu Fuß sind

Obwohl sie mit Abstand die höchsten Beanspruchungen der gesamten Hautoberfläche zu »tragen« haben, gehören die Füße offenbar zu den ausgesprochenen Stiefkindern in der Körperpflege. Dabei sind Probleme vom sogenannten Schweißfuß über Hühneraugen und Verhornungsschwielen kaum weniger verbreitet als Mitesser im Gesicht. Aber solange man nichts spürt oder riecht...
Auch hier jedoch ist vorbeugen wertvoller als heilen. Wer es gut mit seinen Füßen meint, sollte zu diesem Zweck einige Punkte besonders beachten:

Ein Fußbad in Ehren...

Gönnen Sie Ihren Füßen, die den ganzen Tag in engem Schuhwerk und feuchtem Klima verbracht haben, mindestens eine allabendliche Reinigung und anschließend etwas »frische Luft«. Eine besondere Freude bereiten Sie sich und Ihren Füßen mit einem gelegentlichen Fußbad. Beliebte Zusätze gegen Fußschweiß sind neben adstringierenden und desinfizierenden Zusätzen Wacholderextrakte, Eichen- oder Birkenrinde oder Zinnkraut. Pflanzenextrakte oder ätherische Öle aus Arnika, Lavendel, Salbei, Thymian usw. können zusätzlich die Durchblutung anregen.

Balsam für die Füße

Nach dem gründlichen Abtrocknen, auch zwischen den Zehen, gönnen Sie vor allem den strapazierten Fußsohlen eine sorgfältige »Massage« mit einem Fußbalsam, einer Creme oder Lotion. Kampfer, Menthol, Ringelblume, Aloe vera, verschiedenste ätherische Öle sind nur einige der Zutaten, die Sie in entsprechenden Pflegepräparaten finden und die ein sehr angenehmes Hautgefühl hinterlassen. Leider enthalten viele Pflegeprodukte gleichzeitig Aluminumsalze, die zwar adstringierend wirken und die Schweißproduktion zeitweilig eindämmen, aber meiner Meinung nach genauso kritisch zu beurteilen sind wie entsprechende Deo-Präparate zur Bekämpfung des Achselschweißes. Insbesondere bei bereits bestehenden Aluminiumbelastungen, die durch eine Haaranalyse aufgedeckt wurden, rate ich von einer Verwendung solcher Präparate ab.

Desodorierende Fußsprays, deren kühlende und adstringierende Wirkung ebenfalls als sehr angenehm erlebt wird, sollen nur nach gründlicher Hautreinigung aufgetragen werden. Als Ersatz für eine Fußwäsche sind sie gänzlich ungeeignet.

Was tun? Hornhaut, Hühneraugen, schmerzende Nägel

Die besondere Beanspruchung der Fußsohlen führt ebenso wie zu enges Schuhwerk insbesondere an den Ballen und Zehen häufig zur Bildung von Hautschwielen, einer Hautverdickung, die sich die Haut zum Schutz gegen die ständigen mechanischen Belastungen zulegt. Diese Hornhaut ist jedoch nicht nur unschön, sondern auch auf Dauer schmerzhaft. Deshalb sollten Sie es gar nicht erst zu einer allzu starken Verhornung kommen lassen. Eine regelmäßige Behandlung mit natürlichem Bimsstein, der eine schmerzlose Abtragung der Verhornung ermöglicht, ist eine ebenso einfache wie wirkungsvolle Vorbeugemaßnahme. Auch spezielle Rubbelcremes sind im Handel erhältlich. Sie erfüllen denselben Zweck.

Bitte gehen Sie in keinem Fall mit einer Schere zu Werke. Das kann nicht nur schmerzhaft und blutig enden, es ist auch wenig effektiv, denn die Haut wird durch diese Aktion zu einer um so stärkeren Verhornung angeregt.

Eine Weiterentwicklung zu spät versorgter Verhornungen stellen die sogenannten Hühneraugen dar. Dabei wächst die Hornschwiele zapfenartig ins Hautinnere und kann sich dann im Bereich der Lederhaut recht schmerzhaft äußern. In leichteren Fällen können Tinkturen, Pflaster oder Salben, die Sie in der Apotheke bekommen, helfen, sie zu entfernen.

Zu enges Schuhwerk ist auch ein häufiger Grund für schmerzhafte Einwachsungen und Verdickungen der Fußnägel, vor allem an den großen Zehen. Eine der einfachsten und wirkungsvollsten Vorbeugungsmaßnahmen besteht im regelmäßigen Schneiden der Fußnägel. Einem tieferen Einwachsen der Nägelränder ins Nagelbett, verbunden mit unangenehmen und schmerzhaften Entzündungen, läßt sich oft mit einem einfachen Trick vorbeugen. Mit einer Glasscherbe oder einer scharfen Messerklinge (Vorsicht!!!) oder auch mit einer Nagelfeile verdünnen Sie durch Schaben, bzw. Feilen die Mitte des Fußnagels in Richtung Zehenspitze. Damit erfolgt eine

Entlastung des Drucks auf die Nagelränder, die sich in der Folge leicht anheben lassen. Aber bitte nehmen Sie in keinem Fall zuviel von der Nagelsubstanz weg!
Mittlerweile gibt es im Handel sogar sogenannte Nagelkorrekturspangen, die mit derselben Zielsetzung wie die geschilderte Methode eingesetzt werden.

Handfestes für die Hände

Feuchte Hände bekommen wir nicht nur, wenn es besonders warm ist, sondern auch wenn das vegetative Nervensystem Angst- oder Erregungssignale schickt, die eine vermehrte Schweißbildung in Gang setzen. Als besonders unangenehm werden feuchte Handinnenflächen besonders dann erlebt, wenn die Hände gleichzeitig kalt sind. Diese Symptome treten bevorzugt bei Menschen auf, die einen verlangsamten Stoffwechsel haben. Eine Umstellung auf möglichst magere Nahrungsmittel, das zeitweilige Meiden von Milch und Milchprodukten sowie Käse können zu einer Ankurbelung des Stoffwechsels – und damit einem Verschwinden der kalten, feuchten Hände – genauso wirkungsvoll beitragen wie regelmäßige sportliche Bewegung, die die Durchblutung aktiviert.
Ähnlich wie an den Fußsohlen bildet sich in den Handinnenflächen bei regelmäßig starker mechanischer Beanspruchung eine stärkere Hornhaut. Auch diesen Hautschwielen kann man durch milde, aufweichende Pflegebäder und die Anwendung von Bimsstein wirkungsvoll zu Leibe rücken. Da die Hände bei den meisten Menschen wohl diejenigen Körperteile sind, die am häufigsten mit Reinigungsmitteln in Kontakt geraten, können einige allgemeine Pflegehinweise sicher nützlich sein:

- Regelmäßiges Bürsten unterstützt nicht nur die Reinigung der Haut, sondern macht die Haut auch geschmeidig und weich.
- Nach jedem Waschen sollten Sie die Hände mit einer Lotion oder Creme versorgen, um einer Austrocknung und der Entstehung rauher Haut vorzubeugen. Die Suche nach geeigneten Pflegemitteln läßt sich manchmal verkürzen, indem Sie dieselben verwenden, mit denen Sie Ihr Gesicht eincremen.

- Rauhe und rissige Hände entstehen vor allem beim Aufenthalt in besonders kalter und trockener Umgebung. Deshalb sollten Sie vorher eine besonders fetthaltige Creme auflegen und diesen Vorgang bei Bedarf mehrfach wiederholen. Fetten Sie Nägel und Nagelhäutchen ebenfalls gründlich ein.
- Besonders die Nagelhäutchen brauchen regelmäßige Pflege mit einer fetthaltigen Creme, um nicht auszutrocknen und zu verhärten.
- Ein wenig tägliche Fingergymnastik, z. B. durch Dehnung der gegeneinander gespreizten Fingerspitzen und das Zusammenknüllen von Papier (auch ein Tennisball ist willkommen), fördert die Durchblutung sowie ein angenehmes Muskel- und Hautgefühl. Auch eine »Daumenmassage« der Handinnenflächen und Finger ist eine ebenso angenehme wie entspannende Abwechslung.

Busen und Dekolleté

Im Abendkleid genauso wie im Strandbikini ist das weibliche Dekolleté wichtiger Blickfang nicht nur männlicher Bewunderer. Eine möglichst »makellose« Haut in diesem Bereich ist daher den meisten Frauen nicht weniger wichtig als etwa im Gesicht. Je nach Empfindlichkeit der Haut können Pflegesubstanzen, wie sie für den gesamten Körper verwendet werden, genauso hilfreich für das Erreichen dieses Ziels sein wie ggfs. die Anwendung spezieller Pflegeprodukte, die auch für Gesicht und Hals angewendet werden. Ansonsten bestehen wirksame Pflegemaßnahmen vor allem im Schutz vor übermäßiger Sonnenbestrahlung, die die Haut schneller altern läßt. Bevor Sie sich unter die Sonnenbank oder an den Strand begeben, sollten Sie nicht nur eine Parfümierung des Gesichts, sondern auch des Dekolletés gründlich entfernen, um einer möglichen späteren Fleckenbildung vorzubeugen.
Auch zur Pflege des Busens sind in der Regel keine besonderen Pflegemittel nötig. Von speziellen Cremes mit Hormonzusätzen, die auf das Aussehen der Brüste Einfluß nehmen sollen, rate ich dringend ab. Andererseits läßt sich über eine Kräftigung der unter dem Fettgewebe der Brust gelegenen Muskeln durchaus das Erscheinungsbild

des Busens positiv beeinflussen. Eine besonders wirkungsvolle Übung läßt sich z. B. mit Hilfe zweier gefüllter Spülmittelflaschen einfach durchführen. Legen Sie sich zu diesem Zweck einfach auf den Rücken, und fassen Sie die beiden Flaschen mit ausgestreckten, im Ellenbogen leicht angewinkelten Armen fest am Griff. Wenn Sie die beiden Flaschen nun über der Brust in der Luft langsam aufeinander zubewegen, merken Sie, wie sich die Brustmuskeln anspannen. Nehmen Sie auf keinen Fall schwere Gewichte, und führen Sie diese Bewegungen langsam und kontrolliert durch. Führen Sie zu Beginn nicht mehr als zwanzig Wiederholungen durch, sonst verleidet Ihnen schon der erste Muskelkater die Freude an dieser Übung, deren Wirkung sich schon nach wenigen Wochen im Erscheinungsbild des Busens widerspiegelt. Anschließende Dehnungsübungen vergrößern den Übungseffekt und helfen, Muskelkater vorzubeugen. Langsam durchgeführtes Armkreisen mit ausgestreckten Armen ist zu diesem Zweck hervorragend geeignet. Versuchen Sie, dabei einen möglichst großen Bewegungsradius zu erreichen.
Das empfindliche Fettgewebe, das dem Busen seine Form verleiht, läßt sich auch durch sanfte Massagen mit speziellen Geräten sowie abwechselnde Kalt- und Warmwasseranwendungen hinsichtlich Stoffwechselaktivität und Aussehen günstig beeinflussen. Bei dieser Gelegenheit, mindestens alle zwei Wochen, sollten Sie die Brust auch auf eventuelle Bildung von Knötchen untersuchen. Gesundheit und Schönheit sind schließlich zwei Seiten derselben Medaille.

Intimpflege – weniger ist mehr

Vor allem angesichts der vielfältigen, besonders milden Hautreinigungsmittel, die heute im Handel angeboten werden, spielen Intimpflegemittel im Rahmen der Angebotspalette des Handels heute eine unbedeutende Rolle. Zu unterscheiden sind grundsätzlich Produkte, die im äußeren Vaginalbereich oder unmittelbar auf den Schleimhäuten der Scheide angewendet werden. Letztere müssen besonders mild sein und sind häufig an den niedrigen pH-Wert von 4 bis 5 angepaßt. In der Regel sind antimikrobielle Wirkstoffe zugesetzt. Inwieweit besonders eine häufige Verwendung von Intimpflegemitteln die natürliche Bakterienflora beeinträchtigt oder zu Hautreizungen führt, hängt sicher von den individuellen Gegebenheiten ab. In keinem Fall sollten Sie sich zum Opfer eines völlig unbegründeten »Sauberkeitswahns« machen und diese Mittel öfter als nötig anwenden. Intimsprays oder Intimwaschtücher können natürlich auch nicht die normale Hautreinigung mit Wasser und Waschlotion ersetzen!

Gesichtshaut braucht besondere Pflege

Erst kommt der Check-up

Bei der täglichen Reinigung und Pflege der Gesichtshaut lohnt es sich, ein wenig mehr Zeit aufzuwenden, schließlich handelt es sich hier sozusagen um unser wichtigstes individuelles »Aushängeschild« im Umgang mit unseren Mitmenschen. Bevor Sie sich Ihr persönliches Pflegekonzept zurechtlegen, sollten Sie zunächst einmal eine Bestandsaufnahme des aktuellen Zustands der Haut vornehmen. Günstig ist es, wenn Sie zu diesem Zweck einen Vergrößerungsspiegel, wie er von den Herren der Schöpfung z. B. zur Kontrolle des Rasurerfolgs verwendet wird, und gute Beleuchtung zur Verfügung haben. Vor Beginn dieses Check-ups sollten Sie die Haut zunächst mit einer Reinigungsmilch gründlich säubern, anschließend mit Wasser abspülen und die Haut trockentupfen. Tragen Sie die Reinigungsmilch mit einem Wattebausch auf Gesicht, Hals und Dekolleté auf. Nachdem sich die Haut etwa fünf bis zehn Minuten von der Reinigung »erholt« hat, können Sie etwas näher an den Spiegel heranrücken und zur Tat schreiten.

Durch sanftes Überstreichen der gesamten Hautoberfläche mit den Fingerspitzen läßt sich ein erster Gesamteindruck von der Hautbeschaffenheit gewinnen. Auch auf rauhe oder fettige Hautstellen werden Sie mit diesem Test aufmerksam. Sollten Sie feststellen, daß Sie eine ausgesprochene Mischhaut haben, kann der »Löschblattest« wichtige Zusatzinformationen liefern. Decken Sie dazu das Gesicht mit einem nicht zu dicken Löschblatt, Kleenextuch oder einer dünnen Serviette ab und zeichnen Sie die Gesichtskonturen, ohne das Löschblatt zu verschieben, so nach, daß sich quasi ein Ab-

druck auf der Gesichtsauflage abzeichnet. Dieser Abdruck verrät ziemlich zuverlässig, welche Hautstellen trocken, bzw. fettig sind. Läßt sich die Wangenhaut durch vorsichtiges Hin- und Herbewegen der aufgelegten Zeige- und Mittelfingerspitzen leicht verschieben, ist der Spannungszustand der Gesichtshaut derzeit nicht optimal.
Einen brauchbaren Hinweis auf den Feuchtigkeitsgehalt der Haut erhalten Sie folgendermaßen:
Pressen Sie sanft die Haut des Unter- und Oberlids zwischen Daumen und Zeigefinger zusammen. Je langsamer sich der »Kniff« zurückbildet, desto mehr Feuchtigkeit fehlt der Haut.
Wie empfindlich die Haut ist, können Sie leicht feststellen, indem Sie mit einem nicht zu spitzen Gegenstand mit sanftem Druck ein paar kurze »Linien« auf dem Dekolleté ziehen. Je länger die anschließende Rötung anhält, desto empfindlicher ist die Haut. Das gilt um so mehr, wenn zusätzlich noch eine leichte Schwellung an den markierten Stellen auftritt.
Eine wesentlich genauere Hauttypbestimmung, die zugleich Auskunft über die genauere Struktur der Haut, eventuell Funktionsstörungen usw. Auskunft geben kann, ist natürlich nur in entsprechend ausgerüsteten Kosmetikinstituten möglich.

Individuelle Pflege – der Typ bestimmt

Die *normale,* »unproblematische« *Gesichtshaut* kann ohne weiteres mit denselben Reinigungs- und Pflegemitteln behandelt werden, wie sie in Kapitel VII beschrieben sind. Sie ist vor allem in jüngeren Jahren besonders pflegeleicht und bedarf unter normalen Alltagsbedingungen keines besonderen Pflegeaufwandes. Natürlich können Sie sich trotzdem den Gefallen tun, Ihr Gesicht mit Cremes mit besonders wertvollen und wohlriechenden Inhalts- und Wirkstoffen zu verwöhnen. Schließlich gehört zum Wohlfühlen mehr als schnöde Zweckmäßigkeit.
Bei *fettiger Gesichtshaut,* die häufig zu Unreinheiten neigt, sollten Sie in jedem Fall besonders wählerisch sein. Bei Alkaliseifen, sofern sie nicht speziell auf die Pflege fettiger und unreiner Haut abgestimmt sind, ist besondere Vorsicht geboten, vor allem wenn sie mehrmals täglich angewendet werden sollen. Dies gilt um so mehr, wenn Ihr Leitungswasser hart ist (Auskunft über den Härtegrad er-

halten Sie übrigens bei Ihrem zuständigen Wasserwerk). Sanfte Reinigungs- bzw. Waschemulsionen, zum Beispiel auf der Basis von Eiweiß-Fettsäure-Hydrolysaten, sind besonders gut geeignet und führen nicht zu Hautreizungen, sofern sie nicht allzu stark parfümiert sind. Achten Sie auch darauf, daß Sie die Gesichtsreinigung nur mit sauberen Händen oder einem sauberen Waschlappen (täglich wechseln!) durchführen. Besonders bei bestehenden Hautunreinheiten rate ich mindestens einmal wöchentlich zu einer leichten »Hautschälung«, vielleicht mittlerweile besser als Gesichts-Peeling bekannt. Geeignete Produkte aus pflanzlichen oder mineralischen Granulaten (z. B. Mandelkerne, Olivensteine, Jojobagranulat, Seesand) sind zumindest im Fachhandel überall erhältlich. Sollte Ihnen der Arzt bereits eine medizinische Schälkur verordnet haben, sollten Sie von einem zusätzlichen Peeling allerdings absehen. Als Nachbehandlung nach der Hautreinigung wird ein mildes, leicht adstringierendes Gesichtswasser als besonders angenehm empfunden. Zusätze wie Aloe vera, Meristemextrakt, Alpha-Bisabolol, Panthenol, Ringelblume u. v. a. m. wirken antibakteriell, entzündungshemmend, lindernd und hinterlassen ein sehr angenehmes Spannungsgefühl auf der Haut (Näheres zum Thema Akne siehe Kapitel VI).

Für *trockene* und *zarte Haut* sind Alkaliseifen ebenfalls weniger empfehlenswert. Auch alkoholhaltige Gesichtswasser trocknen die Haut nur weiter aus und machen sie noch empfindlicher. Reinigungs- oder Waschemulsionen sollten rückfettende Substanzen enthalten und möglichst mild sein. Am besten lassen Sie sich im Fachhandel beraten. Ich denke, daß sich gerade für diesen Hauttyp die Investition in Reinigungs- und Pflegemittel gehobener Qualität besonders lohnen kann. Proteinhaltige Pflegecremes (zum Beispiel Kollagen und Elastin), wie sie auch zur »Faltenbekämpfung« benutzt werden, sind für trockene, empfindliche Haut grundsätzlich gut geeignet. Auch die gelegentliche Anwendung einer fettenden Nachtcreme kann das Hautbild positiv beeinflussen und vorzeitiger Faltenbildung vorbeugen. Bei extrem trockener Haut sollten Sie das Gesicht ggfs. mehrmals täglich eincremen.

Bei der sogenannten *Mischhaut,* die in der Regel durch eine fettigere Haut im Bereich der Stirn und um die Nase, ggfs. zum Mund hin bei ansonsten trockener Haut gekennzeichnet ist, sind unterschiedliche Reinigungssubstanzen wohl kaum vonnöten. Beim Auftragen von Pflegecremes und Peelings sollten Sie allerdings den unterschiedlichen Hautzonen Rechnung tragen.

Augen und Lippen

Die Haut um die *Augen* herum – vor allem die Lider sind besonders schwach mit Bindegewebe »unterfüttert« – neigt zu frühzeitiger Faltenbildung. Außerdem ist die Empfindlichkeit für Hautreizungen besonders ausgeprägt. Gerötete Augen sollten Sie ganz besonders mild, zum Beispiel nur mit Wasser oder Kamillentee, Aloe-vera-Gelee, usw. reinigen. Spezielle Augencremes zur Pflege dieser Hautpartien sind meist besonders fettreich.
Die *Lippen* verfügen über eine besonders dünne Hornschicht. Dies erklärt auch ihre rote Farbe. Da die Lippen nur über einige vereinzelte Talg- und keinerlei Schweißdrüsen verfügen, sind sie einem Austrocknen bei kaltem oder warmem Wetter besonders ausgeliefert. Lippenpflegemittel setzen sich meist aus einer Mischung aus Wachsen und Ölen zusammen, die besonders gut haften. Das gilt im übrigen auch für den dekorativen Lippenstift. Bei extremen Witterungs- und Höhenbedingungen (zum Beispiel beim Skilaufen) sollten Sie sich nicht scheuen, diese Präparate, die es auch mit verschiedenen Lichtschutzfaktoren gibt, besonders dick aufzutragen.

Machen Sie mehr aus Ihrem Haar

Schöne Haare lassen wir uns etwas kosten

Mit Ausnahme der Lippen sowie der Fußsohlen und Handinnenflächen ist der gesamte menschliche Körper mehr oder weniger stark behaart. Die Art der Behaarung, natürliche Färbung, Struktur usw. ist individuell sehr unterschiedlich und setzt auch einen unterschiedlichen Pflegeaufwand voraus. Daß wir der Pflege unseres Kopfschmucks ganz besondere Aufmerksamkeit zukommen lassen, zeigt sich in den Verkaufszahlen der kosmetischen Industrie, in denen Haarpflegemittel gegenüber allen anderen kosmetischen Produkten eine unangefochtene Spitzenstellung einnehmen. Allein mehr als ein Drittel der Bevölkerung tönt oder färbt das Kopfhaar regelmäßig. Natürlich sollen hier auch die manchmal kostspieligen, zumeist erfolglosen Bemühungen im Kampf gegen ausfallendes Haar nicht unerwähnt bleiben.

Das Haar, genauer betrachtet

Das Wachstum jedes einzelnen Haares läuft in drei aufeinanderfolgenden Stadien über einen Zeitraum von etwa sechs bis sieben Jahren ab. Zunächst befindet sich das Haar im Wachstumsstadium (mehrere Jahre). Am Kopf wächst es dabei ca. einen Zentimeter pro Monat aus der Kopfhaut heraus (nur Barthaare wachsen etwas schneller). In einer anschließenden, mehrwöchigen Übergangsphase verdickt sich der untere Teil der Haarwurzel und wandert allmählich in Richtung Hautoberfläche. Dabei wird das Haar nach und nach von der Versorgung aus dem Körperinneren abgeschnitten. In der folgenden Ruhephase, die mehrere Monate dauern kann, kommt es nach und nach zu einer Abstoßung des Haares. Das sind dann die sechzig bis hundert Kopfhaare, die durch tägliches Kämmen und Bürsten »ganz normal« verlorengehen. In der Haarwurzel hat sich mittlerweile ein neues Haar gebildet, das die Nachfolge seines Vorgängers antritt.

Der Aufbau des Haares

Zum größten Teil besteht das Haar aus verhornten Eiweißbausteinen (vor allem aus Keratin). Beim Blick durch das Mikroskop zeigt sich eine dreischichtige Feinstruktur. Im Inneren des Haares befindet sich das Mark, dessen kleine Luftkammern einen Beitrag zur Elastizität leisten. Ca. 80 Prozent des Haares macht die Haarrinde aus, die aus nebeneinanderliegenden feinsten Faserbündeln aus Keratinbausteinen besteht. Durch eine kittähnliche Substanz verbunden, liegen die feinsten Fasern spiralförmig ineinander verdrillt der Länge nach nebeneinander, eine entscheidende Voraussetzung für Spannkraft und Elastizität. In der Haarrinde sitzen auch die natürlichen Haarpigmente, die dem Haar seine Farbe geben.
Die äußerste Haarschicht wird aus fünf bis zehn dachziegelförmig übereinander angeordneten Haarschuppen gebildet, die ebenfalls mit einer kittähnlichen Substanz untereinander und mit der Haar-

rinde verbunden sind. Die Ränder dieser Haarschuppen, die anders als die Hautschuppen der Oberhaut nicht ständig erneuert und abgestoßen werden, sind zur Haarspitze hin ausgerichtet. Liegen diese Schuppen eng an, so glänzt das Haar und macht einen geschmeidigen Eindruck. Starke Beanspruchung, zum Beispiel durch falsche Haarbehandlung, führt dazu, daß diese Schuppen sich teilweise aufrichten und/oder auch abbrechen. Das Haar wirkt stumpf und brüchig. Vor allem alkalische Lösungen, wie sie etwa bei chemischer Haarbehandlung eingesetzt werden, führen zu diesem Abspreizen der Haarschuppen. In diesem Zustand lassen sich natürlich verschiedene Substanzen wesentlich leichter ins Haarinnere transportieren. Saure Lösungen dagegen führen dazu, daß sich die Haarschuppen mehr oder weniger eng anlegen. Diese Tatsache berücksichtigen Glanzspülungen, die stets einen relativ niedrigen pH-Wert aufweisen. Allerdings unterliegt dieser »Stehaufmännchen-Mechanismus« der Haarschuppen gewissen Grenzen. Werden nämlich die kittähnliche Substanz oder die Schuppen selbst durch grobe Behandlung allzu stark in Mitleidenschaft gezogen, kommt es zu dauerhaften Strukturschäden. Da hilft dann nur noch das Warten darauf, daß dieses Haar sich auswächst.

Besondere Eigenschaften der Haare

Da das Haar während des Wachstums fest in den Stoffwechsel eingebunden ist, wird es wie jede andere Körperzelle fortwährend mit verschiedensten Stoffen aus dem Körperinneren »versorgt«, die dann wie in einem biochemischen Tagebuch des Körpers nach und nach in den Hornstrukturen abgelegt werden. Haaranalysen, bei denen das Haar verflüssigt und auf seinen Gehalt an Mineralien, Spurenelementen und Schwermetallen untersucht wird, liefern daher ein zuverlässiges Bild des Stoffwechsels, das je nach Haarlänge mehr oder weniger lange Zeiträume des Stoffwechselgeschehens widerspiegelt.

Die mechanischen Eigenschaften, insbesondere seine extreme Dehnfähigkeit, verdankt das Haar vor allem dem spiralförmigen Aufbau seiner feinen Längsfasern. Allerdings kann das Haar bei häufiger Dehnbeanspruchung ähnlich wie ein Gummiband auch »ausleiern«. Strukturgeschädigtes Haar erkennen Sie daran, daß die

Dehnfähigkeit des einzelnen Haares deutlich herabgesetzt ist. Es reißt schneller als das normale Haar. Eine weitere bemerkenswerte Eigenschaft des Haares ist seine Fähigkeit, Feuchtigkeit zu speichern. Selbst Haar, das sich besonders trocken anfühlt, verfügt über einen Wasseranteil von über 15 Prozent. Die Fähigkeit, Flüssigkeit zu speichern, spielt natürlich auch für das äußere Erscheinungsbild der Haare eine wichtige Rolle.

Reinigung und Pflege

Die Auswahl von Haarpflegemitteln erfolgt immer auch unter Berücksichtigung des Zustandes der Kopfhaut. Ob das Haar schnell fettig wird oder lange trocken bleibt, hängt in erster Linie von der Talgdrüsenproduktion der Kopfhaut ab. Diese wiederum wirkt sich sowohl auf den Zustand der Kopfhaut als auch auf das Aussehen der Haare aus.

Gänzlich ungeeignet für die Reinigung der Haare sind Alkaliseifen, die Haar und Kopfhaut angreifen und das Haar anschließend stumpf erscheinen lassen. Auch bei der Auswahl von Haarshampoos lohnt es sich, darauf zu achten, daß möglichst milde, hautverträgliche Tenside zum Einsatz kommen. Aggressive Reinigungsmittel entfetten das Haar und können das Kreatin nachhaltig schädigen. Auch bei der Haarreinigung erfreuen sich heute Eiweiß-Fettsäure-Hydrolysate zu Recht großer Beliebtheit, da sie schonend reinigen und dem Haar zu mehr »Substanz« verhelfen. Grundsätzlich empfiehlt sich die Verwendung von Shampoos, die zumindest pH-neutral oder leicht sauer eingestellt sind, da das Haar ansonsten nach der Haarwäsche ein wenig stumpf und rauh wirkt. Durch Zugabe eines Spritzers Zitronensaft läßt sich da ggfs. ein wenig retten. Bei *fettigem Haar* ist gegen eine tägliche Haarwäsche mit einem milden Shampoo nichts einzuwenden. Die häufig geäußerte Feststellung, daß die eh starke Talgdrüsenproduktion bei fettigem Haar noch stärker angeregt wird, wenn das Haar oft gewaschen wird, ist nie bewiesen worden. Bei eher *trockenem Haar* reicht eine Haarwäsche alle drei, vier Tage. Auch in diesem Fall gibt es bis heute keine Möglichkeit, die Talgdrüsenproduktion von außen anzukurbeln.

Viele handelsübliche Haarwaschmittel enthalten heute durchblutungsfördernde Zusätze für die Kopfhaut. Dies ist sicher vorteilhaft. Überhaupt sollten Sie während der Haarwäsche die Kopfhaut ein bis zwei Minuten gründlich mit den Fingerspitzen massieren. Das regt die Durchblutung und damit auch die Zellerneuerung an und kann dem Haarwachstum durchaus nützlich sein. Bei der Auswahl zusätzlicher Pflegestoffe im verwendeten Haarshampoo haben sich Kräuterextrakte vor allem für das schnell fettende Haar bewährt. Stark rückfettende Shampoos sind dagegen für trockenes Haar geeignet.

Damit sich die Haare besser frisieren lassen
Füllig, glänzend, weich, geschmeidig, leicht kämmbar sollte das Haar nach unserer Idealvorstellung sein. Moderne Haarpflegemittel können fast alle diese Anforderungen heute ohne weiteres befriedigen.
Wahrscheinlich haben Sie schon einmal beobachtet, daß die Haare nach der Wäsche besonders stark elektrisch aufgeladen sind, regelrecht knistern und beim Kämmen leicht zu Berge stehen. Diese elektrische Aufladung geht zurück auf die Wirkung sogenannter anionischer Tenside, die in den meisten Haarwaschmitteln enthalten sind. Als Gegenspieler dieser Substanzen gelten die kationischen Tenside, unter denen die sogenannten quartären Ammonium-Verbindungen heute die am weitest verbreiteten Zusätze von Shampoos, Weichspülern und Haarkuren sind. Sie bewirken neben einer Beseitigung der elektrischen Aufladung zugleich eine Glättung des Haarschafts und lassen Pflegesubstanzen wie Eiweiße und pflanzliche Öle besser haften. Das Haar glänzt und ist leichter kämmbar. Auch in der Vorbehandlung des Haares für Dauerwellen spielen die genannten Verbindungen heute eine wichtige Rolle, da sie Strukturschäden abmildern können.
Auch die beliebten Haarspülungen, auch Haarbalsam oder Conditioner genannt, enthalten heute fast ausnahmslos quatäre Ammonium-Verbindungen. Sie sind meist auf einen leicht sauren pH-Wert eingestellt und sind ausnahmslos Öl-in-Wasser-Emulsionen. Kurpackungen und Intensiv-Haarkuren für strapaziertes Haar entsprechen meist der Zusammensetzung von Haarspülungen für trokkenes Haar und sind mit diesen weitgehend austauschbar.

In der Auswahl von Haarpflegemitteln für Kopfhaut und Haare sowie verschiedener Formen von Festigern, Gels und Shampoos sind der Phantasie heute kaum Grenzen gesetzt. Auch hier gilt die Devise »Probieren geht über studieren«. Bei besonderen Haar- und Kopfhautproblemen empfehle ich, nicht nur sachkundigen Rat im Fachhandel einzuholen, sondern sich auch zu fragen, ob das Haar nicht eine Botschaft sendet und daran erinnert, daß letztendlich nur das Gleichgewicht von Körper, Geist und Seele vor körperlichen und seelischen Beschwerden bewahrt; und die Stoffwechsel-Harmonisierung tut das ihre dazu.

Schlußwort

Ich freue mich, daß Sie meinen Ausführungen, die vielleicht einige Ihrer bisherigen Vorstellungen über Haut, Haare, Gesundheit und Ernährung ins Wanken gebracht haben, dennoch bis zur letzten Seite gefolgt sind, und hoffe, Ihnen manche Anregungen gegeben zu haben.

Eine Reihe von Patienten wurden Ihnen vorgestellt. Dabei konnten Sie feststellen, daß Erkrankungen der Haut und ihrer Anhangsgebilde (Haare und Nägel) in den seltensten Fällen isoliert vorkommen. Sie gehen oft mit Asthma, Infektneigung, allgemeiner Leistungsschwäche, Magen-Darm-Störungen oder auch bösartigen Erkrankungen einher.

Hautpflege, eine individuelle Ernährung, ein wählerischer Umgang mit Trinkwässern und eine unterstützende Behandlung durch Verfahren, wie Moratherapie, können zur Herstellung der Harmonie »innen« wie »außen« beitragen. Stoffwechselgleichgewicht ist »Hautpflege von innen«.

Sollten Sie nach der Lektüre nun vielleicht selbst eine Mineral-Analyse in Erwägung ziehen, dann fragen Sie erst Freunde und Bekannte nach ihren Erfahrungen, prüfen Sie, ob Sie in einem anderen Institut ebenfalls so ausführliche und umfangreiche Ernährungsempfehlungen erhalten – ich darf erwähnen – für einen Preis, der üblicherweise (zum Beispiel auch in den USA) nur für die Messung verlangt wird. Hinweise, wie Sie kritische Vergleiche anstellen können, finden Sie auch im Buch »Die Akerberg-Methode – Die neue sanfte Medizin«.

»Gut Ding will Weile haben« – entschließen Sie sich nicht Hals über Kopf. Überlegen Sie auch, ob Sie streng »durchhalten« wollen, sonst sind Sie und wir enttäuscht. Wunder können wir nicht vollbringen, Sie müssen selbst aktiv werden und etwas dazutun. Denn »Wenn du nicht bereit bist, dein Leben zu ändern, kann dir nicht geholfen werden«, so sagte es schon Hippokrates.

Anhang

Bücher und Zeitschriften

Abdula, M. et al.: Dietary intake and bioavailability of trace elements. Biol. Trace Elem. Res. 21 (1989), 173–178

Akerberg, K.: Die Akerberg Methode in Medizin und Umwelt, München 1992

Akerberg, K.: Ideale Ernährung ist möglich. Stoffwechselharmonisierung mit Hilfe der Haarmineralanalyse, München 1990

Akerberg, K.: Individuelle Ernährungskonzepte auf der Grundlage von Haar-Mineral-Analysen. Leistungssport 19 (1989), 5, 18–22; 6, 26–30

Akerberg, K. et al.: Individuelle Ernährungskonzepte auf der Grundlage von Haar-Mineral-Analysen – Ergebnisse einer Studie mit Volleyball-Kaderathleten. Leistungssport 21 (1, 1991), 9–15

Akerberg, K. et al.: Möglichkeiten in Diagnostik und Therapie mit der Gewebe-Mineral-Analyse aus dem Haar. Schriftenr. d. Ver. f. Wasser-, Boden- u. Lufthygiene 71 (1987), 171–189

Anke, M., Risch, M.: Haaranalyse und Spurenelementstatus, Jena 1979

Bacso, J. et al.: Comparative investigation of some mineral elements in the aortic wall and the calcium concentration in hair. Exp. Pathol. 29 (2) (1986), 119–125

Barlow, P. J.: A pilot study of the metal levels in the hair of hyperactive children. Med. Hypotheses 11 (1983), 309–318

Brown, A. C., Crounse, R. G. (Hg.): Hair, Trace elements and human illness, Präger Publishers, New York, 1980

Cromwell P. F. et al.: Hair mineral analysis: biochemical imbalances and violent criminal behavior. Psychol. Rep. 64/1 (Feb. 1989), 259–266

Deutsche Gesellschaft für Ernährung: Empfehlungen für die Nährstoffzufuhr. Frankfurt/Main 4. Aufl. 1985

Deutsche Gesellschaft für Ernährung: Ernährungsbericht 1988, Frankfurt/Main 1988

Douglas, E. R. et al.: Trace elements in scalp-hair of persons with multiple sklerosis and of normal individuals, Clin. Chem. 24/11 (1978), 1996–2000

Garg, A. et al.: Effects of dietary carbohydrates on metabolism of calcium and other minerals in normal subjects and patients with non-insulin- dependent diabetes mellitus. J. Clin. Endocrinol. Metab. 70 (4, 1990), 1007–1013

Gordon, G. F.: Sex- and age-related differences in trace element concentrations in hair, Sci. Total Environ., 42 (1–2), 133–147

Iyengar, G. V.: Reference values for elemental concentrations in some human samples of clinical interest: A preliminary evaluation. Sci. Total Environ., 38 (1984), 125–131

Kieselstein, M. et al.: Chromium in hair and carbohydrate metabolism in geriatric patients. Harefuah 107 (1984), 1–4

Klevay, L. M. et al.: Hair analysis in clinical and experimental medicine, Am. J. Clin. Nutr., 46 (2), 233–236

Kopito, L. E. et al.: Alterations in the elemental composition of hair in some diseases. The first Human Hair Symposium. New York 1974

Laker, M.: On determining trace element levels in man: The uses of blood and hair. Lancet (1982), 260–262

Lombeck, I. et al.: Hair zinc of young children from rural and urban areas in North-Rhine-Westphalia, Federal Republic of Germany. Eur. J. Pediatr. 147/2 (Feb. 1988), 179–183

Makino, H.: The significance of hair mineral analysis in the field of laboratory and preventive medicine. Rinsho Byori, 35 (4, 1987), 378–382

Merk, H.: Haaranalysen. Z. Hautkr. 59 (1984), 1503–1506

Mineral Analysis as a Means for Assessing Body Burden of Environmental Mineral Pollutants. Report on the second Research Co-ordination Meeting, Neuherberg, 2.–5. 9. 1985

Nutrition and pre-conception care (letter), Lancet 2 (8467), 7. 12. 85, 1297–1298

Orfanos, C. E.: Haar und Haarkrankheiten, Stuttgart, New York 1979

Passwater, R. A. et al.: Trace Elements, Hair Analysis and Nutrition, Keats Publishing Inc., 1983

Pollmer, U. et al.: Iß und stirb. München 1986

Prasad, A.: Trace elements in human Health and Disease, I, II, Academic Press, New York 1977

Rice, E. et al.: Copper content of hair and nails in Wilson's disease. Metabolism, (10, 1961), 1085

Rimland, B.: Hair mineral analysis and behaviour: an analysis of 51 studies. Journ. Learn. Disabil, 16 (1983), 279–285

Rosson, J. W. et al.: Hair chromium concentrations in adult insulin-treated diabetics. Clin. Chim. Acta, 93 (3, 1972), 299–304

Senofonto, O.: Reference values for elements of toxicological, clinical and environmental interest in hair of urban subjects. Ann. Ist. Super Sanita, 25 (1989), 385–392

Shrestha, K. P. et al.: Hair trace elements and mental retardation among children. Arch. Environ. Health, 43 (1988), 396–398

Shrestha, K. P. et al.: Trace elements in hair of epileptic and normal subjects. Sci. Total Environ., 67 (1987), 215–225
Sjoergren, A. et al.: Magnesium, potassium and zinc deficiency in subjects with type II diabetes mellitus. Acta Med. Scand. 224 (5, 1988), 461–466
Takagy, Y. et al.: Trace elements in human hair: an international comparison. Bull. Environ. Contam. Toxicol. 36 (1986), 793–800
Trace elements, Human Health and Hair Analysis. Proceedings (of the second international Symposium, Amsterdam, 18–19 May), Sci. Total Environ. 42 (1985), 1–222
Tuvemo, T. et al.: The role of trace elements in juvenile diabetes mellitus. Pediatrician 12 (4, 1983–1985), 213–219
Welz, B.: Atomabsorptionsspektrometrie, Weinheim 1983
Werner, B.: Energie und Ernährung im Rhythmus der Jahreszeiten. Die ganzheitliche integrative Ernährung, München 1994
Will, R. D.: Geheimnis Wasser. Von heilenden und krankmachenden Wässern, München 1993
Winneke, G. et al.: Studie zur Erfassung subklinischer Bleiwirkungen auf das Nervensystem von Kindern mit bekannter pränataler Exposition in Nordenham. Schriftenr. d. Ver. f. Wasser-, Boden- und Lufthygiene 59 (1984), 215–229

Das richtige Schneiden der Haare

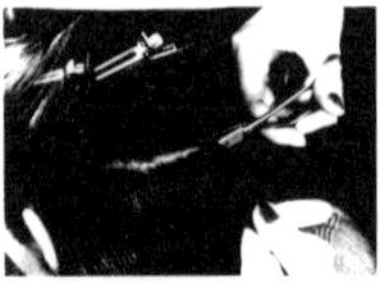

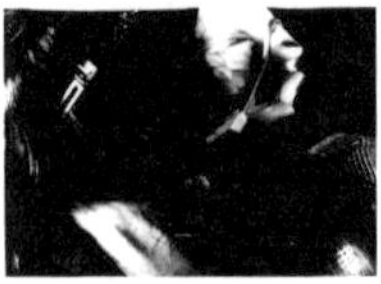

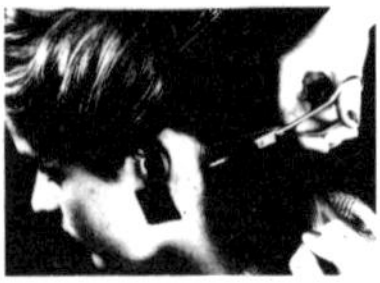

Das Kopfhaar wächst durchschnittlich 1 cm im Monat, das heißt: 1 cm Haar spiegelt 1 Monat Ihres Stoffwechsels wider und kann so einen 4-wöchigen Überblick über die Vorgänge in Ihrem Körper geben (also: bei 3 cm Haarlänge einen Durchschnitt der letzten 3 Monate). Falls Ihr Haar länger als 3 cm ist, bitte **unbedingt** den Rest wegschneiden. Ihre Haarprobe ist **ungültig**, wenn diese länger als 3-4 cm ist.

1. Vorbereitung

a) Haare mit neutralem Shampoo waschen, gründlich spülen und trocknen.
b) Eine **rostfreie,** saubere Schere bereitlegen.
c) Die Hände gründlich waschen und abtrocknen.
d) das beigefügte Tütchen beschriften.

2. Und so wird's gemacht.
Bitte achten Sie sorgfältig auf eine richtige Probenentnahme!

a) Am Hinterkopf in Ohrhöhe das Deckhaar anheben und festklammern (siehe Photo), einen geraden Scheitel von Ohr zu Ohr ziehen, eine hauchdünne Haarreihe entlang des Scheitels direkt an der Kopfhaut abschneiden (siehe Photo).
b) Dann die nächste Reihe Deckhaar anheben und festklammern und wieder eine hauchdünne Haarreihe entlang des Scheitels abschneiden. Diesen Vorgang so oft wiederholen, bis genügend Haar für die Haarprobe vorhanden ist.

Wichtig! Worauf muß geachtet werden?

Jede Reihe abgeschnittenes Haar **unbedingt** sorgfältig immer in die gleiche Richtung auf ein sauberes Stück Papier übereinander legen. Also: Abgeschnittene Enden übereinander, Haarspitzen auf Haarspitzen legen!

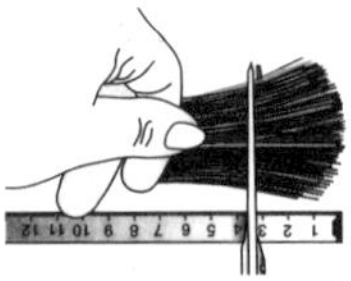

Was wird benötigt?

Unbedingt nur 1-3 cm und zwar die ersten 1-3 cm von der Kopfhaut entfernten Haare einsenden. Dann, wenn das Haar länger ist, dieses auf 1-3 cm kürzen (siehe Photo).

Menge: zu wenig Haare ergeben ungenaue Werte und deswegen werden die Haarproben nicht analysiert. Deshalb **unbedingt** nicht weniger als ca. 1 Gramm (= ca. 1 Eßlöffel voll) Haar einsenden!

Erst jetzt die fertige, 3 cm lange Haarprobe in das beigelegte Tütchen geben!

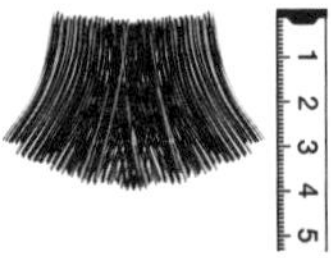

Kann behandeltes Haar auch eingeschickt werden?

Ja, aber den entsprechenden Hinweis auf dem Fragebogen ankreuzen!

Was tun, wenn nur wenig Haare vorhanden sind?

Wenn die Haarentnahme so gemacht wird, wie oben beschrieben, geht es eigentlich immer. Nur im Notfall können Sie Schamhaare (aber dann nur diese) eingsenden, bei Babies auch Finger- und Fußnägel (aber dann nur diese). Bei besonders kurzem Haar (1 cm lang oder kürzer) vom Friseur abschneiden lassen.

Wiederholungs- bzw. Kontrollanalysen

Wenn möglich wieder an den gleichen Stellen entnehmen!
Achtung! Denken Sie daran, nach 2 Monaten **nur 1-2 cm** einzusenden. Aber trotzdem brauchen wir 1 Gramm.

Adressen

Stoffwechsel-Harmonisierung
nach Akerberg · Die AKERBERG-METHODE

Privat-Institut für biochemische
Analysen, Haar-Mineral-Analysen
und Ernährung
Lindwurmstraße 15 · 80337 München

Therapeuten für Stoffwechsel-
Harmonisierung nach Akerberg

H v B Institut für Ganzheitsmedizin
Private Forschung GmbH
Elmar Demel – Arzt
Zellstraße 17 · 86672 Baar

Holger Gehm – Arzt
Naturheilverfahren
Liebigstraße 16 · 35440 Linden-Leigestern

Dr. med. univ. Ute Gräßer
Ärztin
Lindwurmstraße 15 · 80337 München

Dr. med. Michael Hess
Allgemeinmedizin / Naturheilverfahren
Goethestraße 68 · 80336 München

Hans Lehmann – Frauenarzt
Lange Gasse 2–4 · 86152 Augsburg

Dr. med. Jürgen Nekwasil
Hautarzt / Allergologe
Alexander-Puschkin-Straße 6 · 99734 Nordhausen

Felicitas Gräfin Waldeck
Heilpraktikerin / Energiearbeit
»Wasserbelebung«
Wilhelm-Dieß-Weg 9 · 81927 München

Gemeinschaftspraxis
Dr. Steinebach – Dr. Achilles – Dr. Lindig
Innere Medizin / Allgemeinmedizin / Sportmedizin / Kurmedizin
Naturheilverfahren / Physikalische Therapie
Marienplatz 10 · 82467 Garmisch-Partenkirchen

Autorin dieses Buches

Katja Akerberg
Lindwurmstraße 15 · 80337 München
Tel.: 2 60 96 96–97, Fax: 26 91 14

Register